口腔疾病就医指南

总主编　石　冰

口腔颌面部肿瘤就医指南

主　编　李　一

科学出版社

北　京

内 容 简 介

本书系“口腔疾病就医指南”丛书中的一个分册，采用问答的形式，以通俗的语言阐述了口腔颌面部肿瘤的分类、发病原因、检查方法、治疗方法、预防方法、患者的护理和康复等内容，并在附录中收集了各省、市、自治区最专业的口腔颌面部肿瘤相关医疗机构，以期为口腔颌面部肿瘤患者及家属的求医过程给予专业科学的指导。

本书可供口腔颌面部肿瘤患者和家属阅读参考。

图书在版编目（CIP）数据

口腔颌面部肿瘤就医指南/李一主编. —北京：科学出版社，2017.6

（口腔疾病就医指南/石冰主编）

ISBN 978-7-03-053172-8

Ⅰ. 口… Ⅱ. 李… Ⅲ. 口腔颌面部疾病-肿瘤-诊疗-指南 Ⅳ. R739.8-62

中国版本图书馆 CIP 数据核字（2017）第 128201 号

责任编辑：丁慧颖 张 晨/责任校对：王萌萌

责任印制：赵 博/封面设计：龙 岩

科学出版社 出版

北京东黄城根北街 16 号

邮政编码：100717

http://www.sciencep.com

中国科学院印刷厂 印刷

科学出版社发行 各地新华书店经销

*

2017 年 6 月第 一 版 开本：720 × 1000 1/16

2017 年 6 月第一次印刷 印张：7

字数：115 000

定价：39.00 元

（如有印装质量问题，我社负责调换）

《口腔颌面部肿瘤就医指南》编写人员

主　编　李　一

副主编　韩　波　李春洁　毕小琴　瞿　星

编　委　（按姓氏汉语拼音排序）

陈　稳　郭　欢　刘　哲　刘寅冬

鲁立光　乔鹤翔　邱　灵　史善伟

唐曹敏　王　娟　吴沉洲　谢螭旭

闫　媛　袁艺航

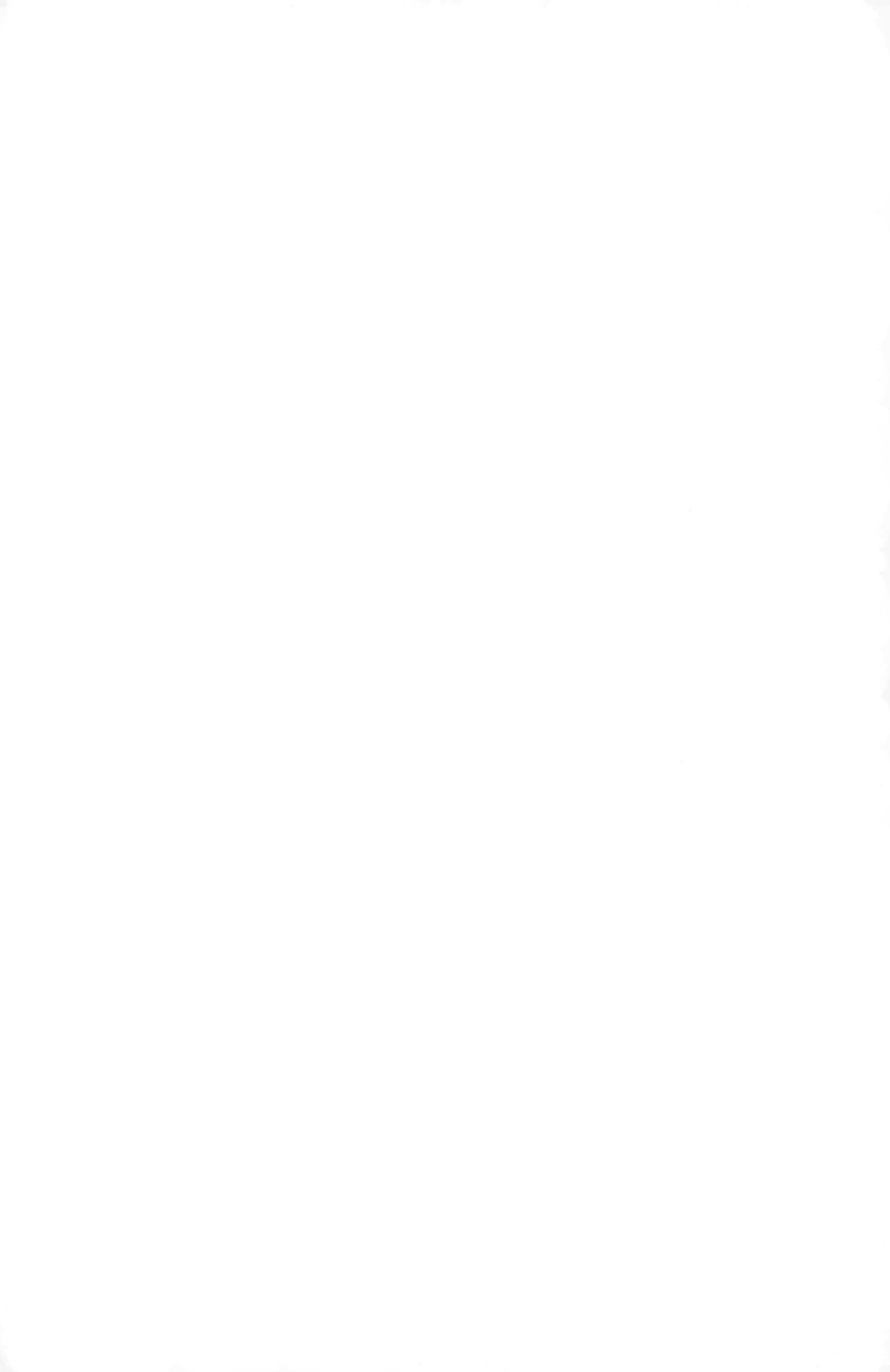

主编简介

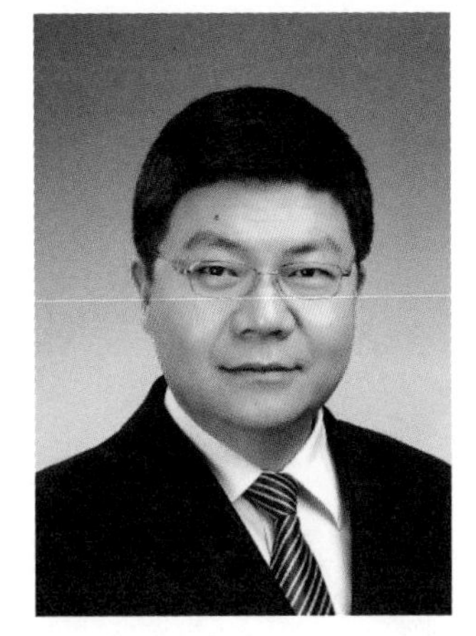

李一　四川大学华西口腔医学院教授，硕士生导师。现任中国抗癌协会头颈肿瘤专业委员会青年委员，中华口腔医学会口腔急诊专业委员会委员，四川省口腔医学会口腔颌面外科专业委员会常务委员，四川省口腔医学会青年委员，国际口腔颌面外科医师协会会员。承担课程：口腔颌面外科学。主要研究方向为头颈肿瘤防治及修复重建。负责和主研国家自然科学基金项目1项；负责和主研四川省科技厅应用基础项目1项。现以第一作者或通讯作者发表SCI论文10余篇，参编包括《中华口腔医学大词典》《华西口腔住院医师手册》等多部专著，多次参加国内外学术会议并进行大会发言。

前　言

口腔颌面部肿瘤在全身肿瘤中是一个非常独特的种类。从发病部位来看，它包括口腔黏膜、颌面骨、唾液腺、口咽部、颈部软组织、颅底颞下区等关键解剖区域；从疾病类型来看，它主要包括良性肿瘤、恶性肿瘤、类肿瘤性疾病等。由于口腔颌面部解剖结构和功能的特殊性，手术切除的范围非常有限，术后的器官缺损往往造成严重的颜面外形损毁和进食、语音等功能障碍，给患者及其家属造成严重的心理损害。因此，对于此类疾病的治疗，我们必须高度重视。根据既往的临床研究，口腔颌面部恶性肿瘤的治疗效果不尽如人意，早期肿瘤的五年生存率可达80%左右，而晚期患者的生存率只有不到50%，因此，早发现、早治疗仍是头颈肿瘤治疗的最有效手段。同时，结合放疗、化疗、基因和生物治疗等多学科的综合治疗策略，也是肿瘤治疗的发展方向和希望所在。

口腔颌面部肿瘤的治疗纷繁芜杂，最新科技的发展也往往带来治疗的全新变化。但是，伴随信息时代的爆炸式发展，患者和家属更容易从网络获取庞大的信息，在这些良莠不齐的信息中，如何找到适合的内容，以利于医患之间的沟通，这是一个急需解决的问题。作为临床医生，我们往往会遇到患者提问："网络上查到的内容并不是这样说的啊？"更有甚者，患者及家属被不良信息所诱导，去一些无良的医疗单位进行无效治疗，最终错失最佳治疗机会，不禁让我们唏嘘不已，却已无力回天。

因此，如何在患者及家属求医、治疗和术后康复的全过程给予专业、科学的指导，使他们能在庞大的信息群中去芜存菁，更有效地与医生交流，以使患者获得最佳的治疗效果，也是目前我们最为关注的问题。在本书中，我们尝试从专业医护人员的角度出发，以一问一答的形式，用通俗易懂的语言阐述口腔颌面部肿瘤检查、诊断、治疗、预后和护理过程中可能遇到的问题，在保证专业性的同时，让患者和家属能更好地理解相关艰涩的专业问题，并获取准确的答案，同时，在全书的后半部分，我们精选了全国各省、市、自治区最为专业的医疗机构，以求能尽量帮助患者找到合适的医疗机构进行治疗。

肿瘤医学内容异常庞大、复杂，在编写本书的过程中，难免出现一些不准确的地方，也请各位读者和专家在审阅的过程中提出宝贵意见，以帮助我们不断地完善这本科普书。

编　者

2017 年 1 月 1 日

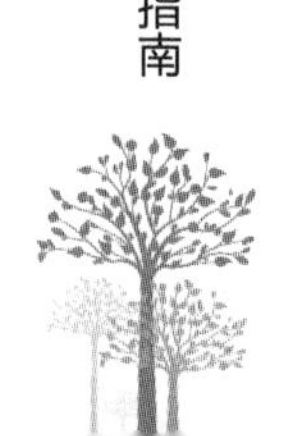

目　录

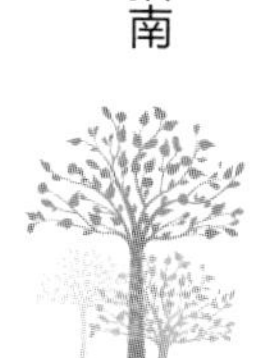

第三章　口腔颌面部肿瘤的治疗 ······ 32

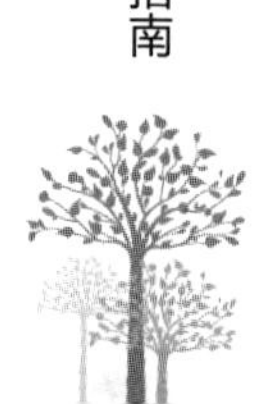

第四章　口腔颌面部肿瘤的预防方法和治疗效果……55

第五章　口腔颌面部肿瘤患者的护理和康复……65

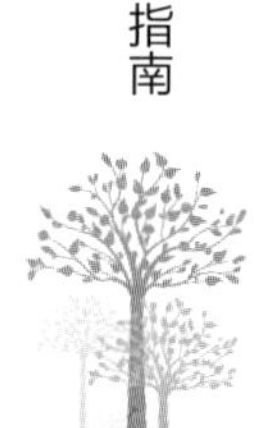

第一章　口腔颌面部肿瘤的分类和发病原因

1. 什么是口腔颌面部肿瘤

肿瘤是身体在各种致瘤因素作用下，某些细胞基因调控混乱，导致细胞不受限制异常增生而形成的新生物，常表现为局部肿块。口腔颌面部肿瘤指的是发生于口腔和面颈部软组织（皮肤、黏膜、肌肉、腺体）及硬组织（牙齿、颌骨）的新生物。根据细胞分化程度和生长类型，可分为良性肿瘤和恶性肿瘤（图1-1，图1-2）。

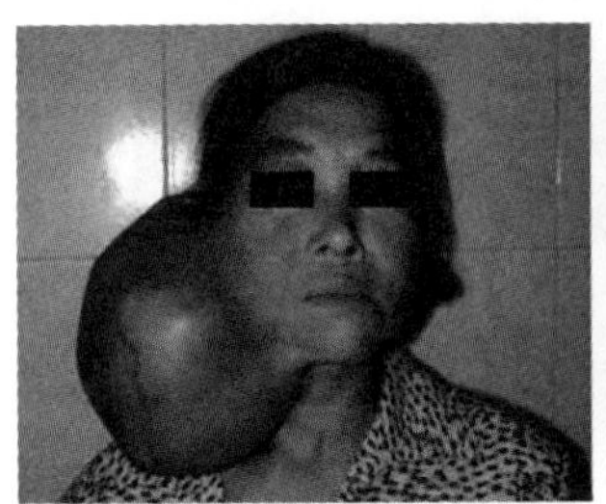
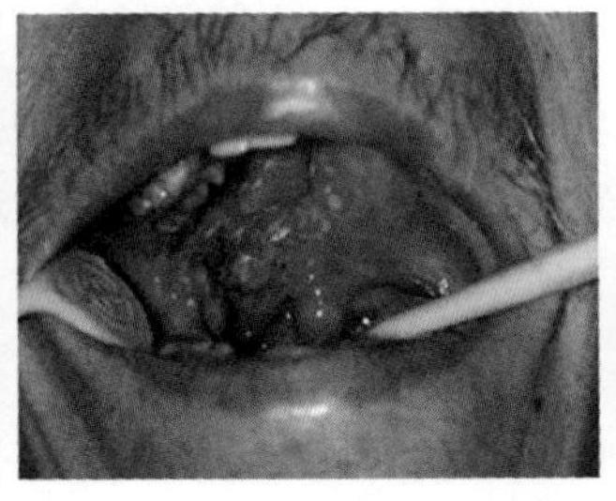
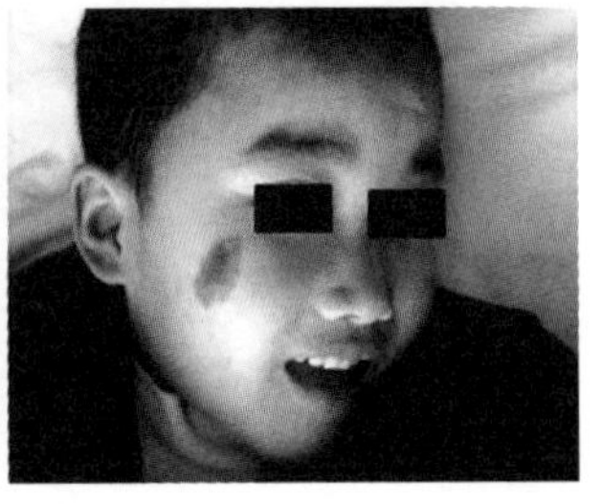

图 1-1　口腔颌面部常见肿瘤

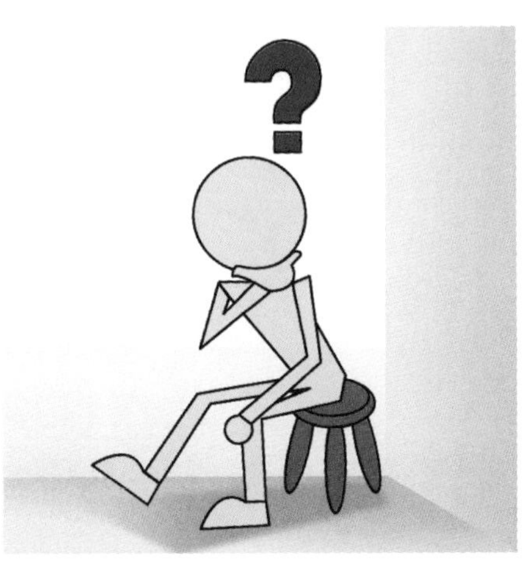

图 1-2　什么是口腔颌面部肿瘤

2. 什么是囊肿

囊肿是发生在身体软硬组织内的异常囊腔，外壁通常衬有一层异常上皮成分，内部充满液体或半液体物质，其在口腔颌面部肿瘤、囊肿及瘤样病变中约占 20%。囊肿可以形象地理解为长在身体里的一个不断长大的、充水的“气球”（图 1-3，图 1-4）。

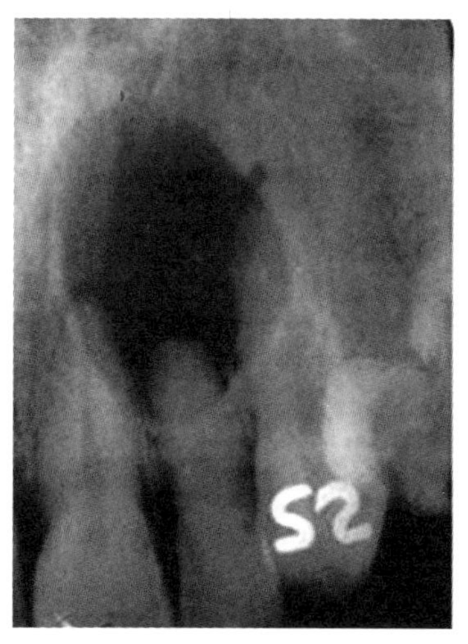

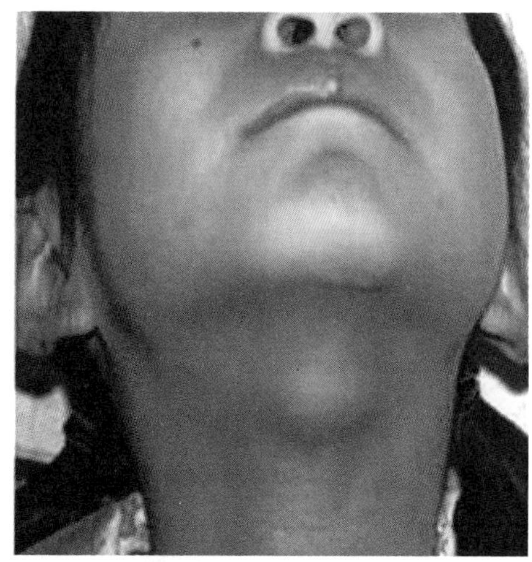

图 1-3　口腔颌面部囊肿

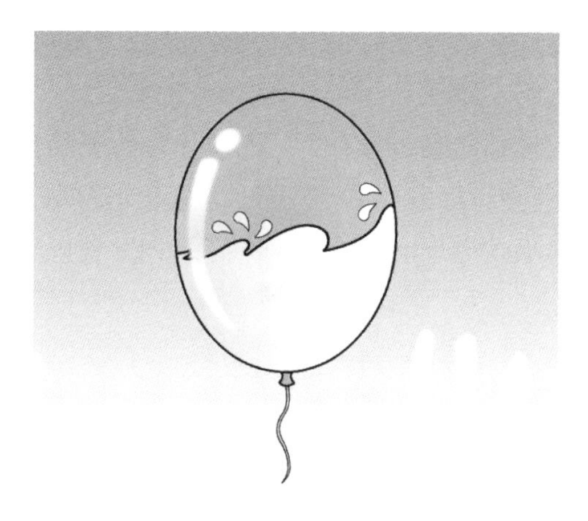

图 1-4　囊肿就像体内一个充水的气球

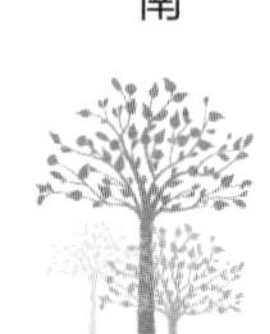

3. 什么是良性肿瘤

良性肿瘤是指无侵袭和转移能力的肿瘤，生长比较缓慢，似“实心球”样膨胀性生长，细胞形态与正常细胞相似；有包膜，与周围正常组织分界清楚，多能移动。其在口腔颌面部肿瘤、囊肿及瘤样病变中约占 48%。良性肿瘤虽然对健康危害较小，但如果肿瘤生长在重要部位，导致影响呼吸、吞咽功能时，也可危及患者生命（图 1-5，图 1-6）。

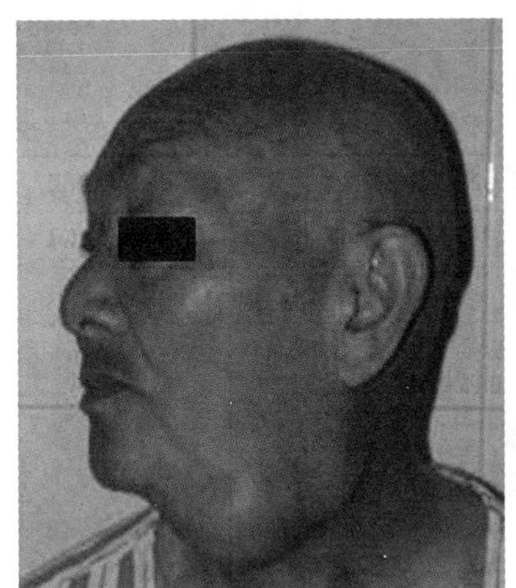
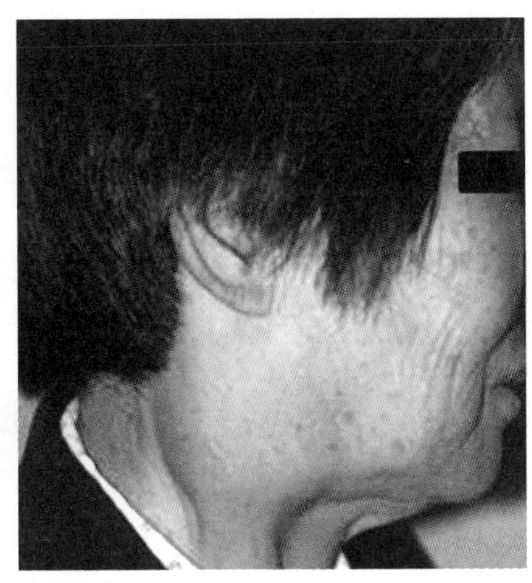

图 1-5　口腔颌面部良性肿瘤

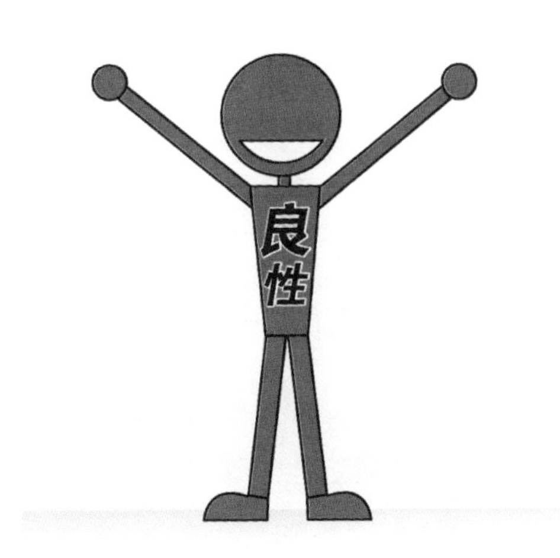

图 1-6　良性肿瘤预后较好

4. 什么是恶性肿瘤

恶性肿瘤是指有侵袭和转移能力的肿瘤，生长迅速，可向深部与周围组织浸润生长，细胞形态变异极大。其在口腔颌面部肿瘤、囊肿及瘤样病变中约占32%。恶性肿瘤由于生长快，并带有较大的破坏性，常发生表面坏死，溃烂出血，并伴有恶臭、疼痛。当其向周围浸润生长时，可以破坏邻近组织器官而发生功能障碍。恶性肿瘤容易发生淋巴转移和血行转移，长期生长时导致患者出现消瘦、贫血、身体衰竭等症状，严重危及患者生命。恶性肿瘤又分为癌和肉瘤；来源于上皮组织的恶性肿瘤统称为癌，如鳞状细胞癌、腺癌等；而来源于间叶组织的恶性肿瘤统称为肉瘤，如横纹肌肉瘤、软骨肉瘤、骨肉瘤等。口腔颌面部最常见的恶性肿瘤是癌，尤其是鳞状细胞癌（图 1-7，图 1-8）。

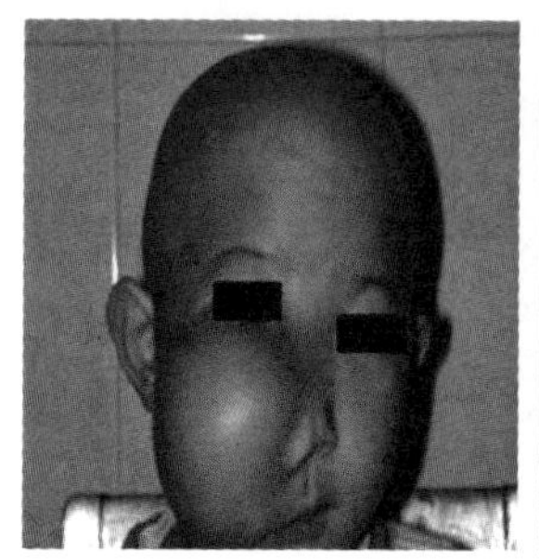
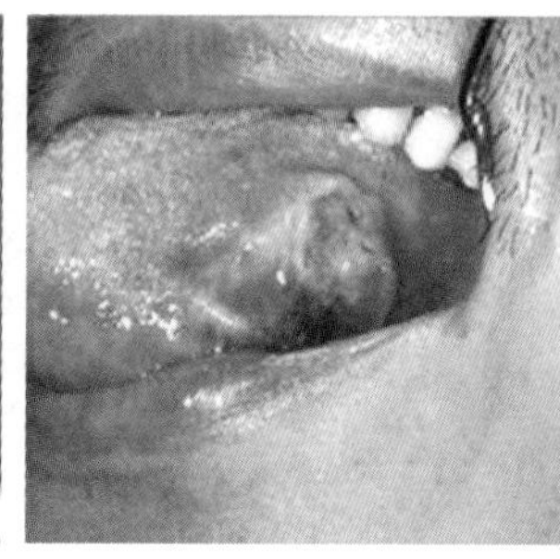
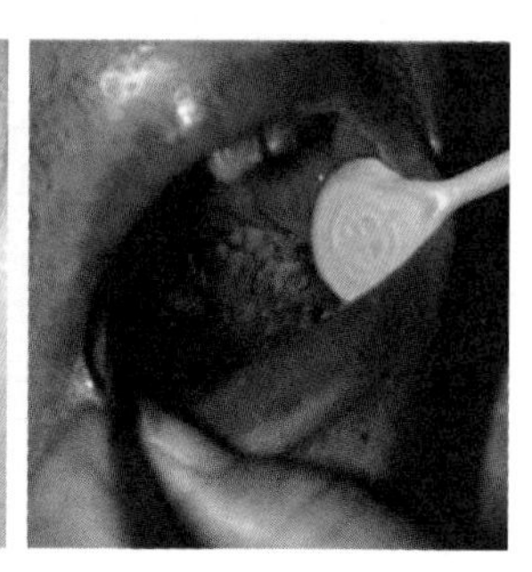

图 1-7　口腔颌面部恶性肿瘤

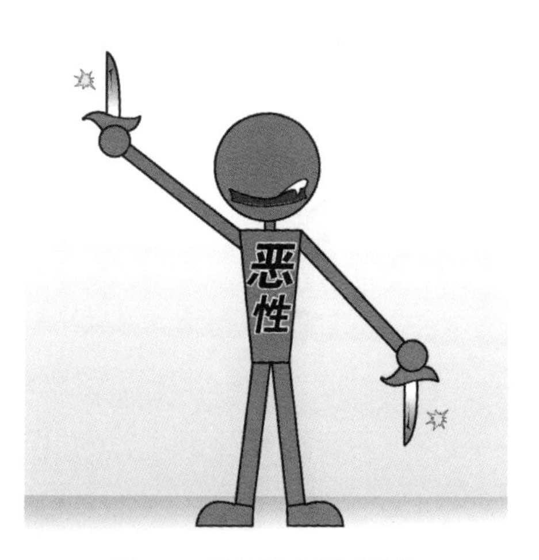

图 1-8　恶性肿瘤预后较差

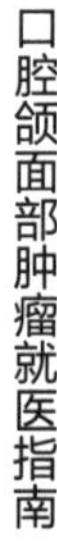

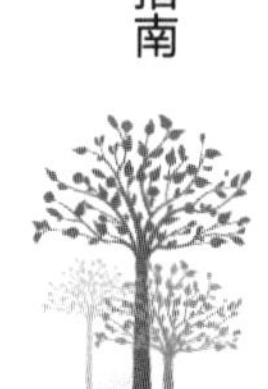

5. 什么是恶性肿瘤的淋巴转移

恶性肿瘤发展过程中，癌细胞可侵入其遇到的淋巴管中，并在淋巴结内增殖发展形成转移瘤。淋巴转移发生概率取决于恶性肿瘤的类型、患病部位及肿块大小等因素，口腔鳞状细胞癌较易发生颈部淋巴转移，就诊时 30%～40%患者存在淋巴转移。外科医师常常采取颈部淋巴结清扫术切除明显和隐匿的淋巴转移灶（图 1-9）。

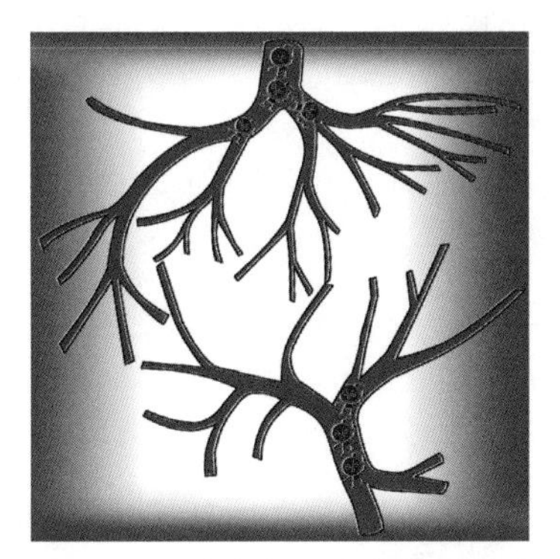

图 1-9　口腔癌主要由淋巴道转移

6. 什么是恶性肿瘤的血行转移

恶性肿瘤发展过程中，癌细胞可侵入周围的血管中，随血流到达远处的器官并继续生长，形成转移瘤。常见发生血行转移的远处器官为肺、肝和骨。血行转移发生概率取决于恶性肿瘤的类型、患病部位和肿瘤生长时间等因素，恶性黑色素瘤、腺样囊性癌、肉瘤等较易发生血行转移。发生血行转移的患者可采取化疗和放疗控制病情（图 1-10）。

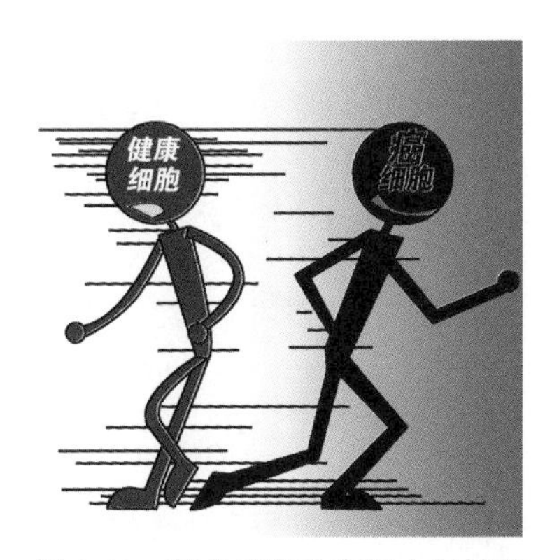

图 1-10　某些恶性肿瘤沿血行转移

7. 血管瘤是不是肿瘤

来源于脉管系统的肿瘤或畸形统称为脉管性疾病。临床上常见的血管瘤其实多是脉管畸形。以往我们对血管瘤与脉管畸形的分类和命名比较混乱，多称之为血管瘤和淋巴管瘤。现在明确概念后，可知传统分类中的草莓样血管瘤属于真性肿瘤，即血管瘤。血管瘤是内皮细胞增殖活跃的良性肿瘤，常发生于婴儿，出生后第 1 个月变典型，第 1 年内生长迅速，以后逐渐退化，90%以上可自行消失；其余脉管性疾病均属于脉管畸形。脉管畸形不属于肿瘤，其内皮细胞增殖缓慢，随年龄增长而生长，不能自行消失，可采用药物注射、手术、激光照射等治疗方式（图 1-11）。

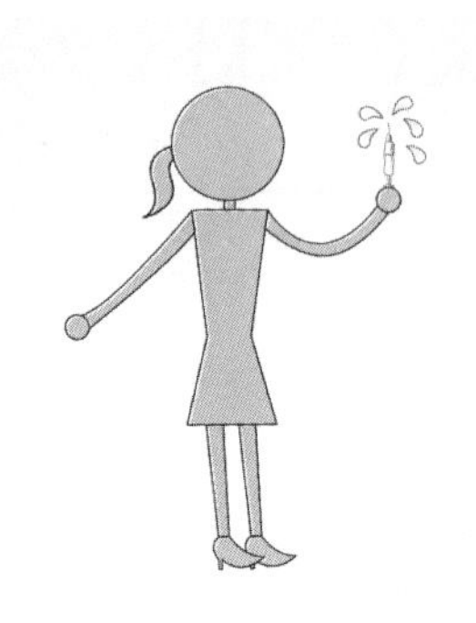

图 1-11　血管瘤是良性肿瘤

8. 癌与肿瘤是什么关系

来源于上皮组织的恶性肿瘤统称为癌，其中来源于鳞状上皮的恶性肿瘤称为鳞状细胞癌。鳞状细胞癌是口腔颌面部最常见的恶性肿瘤，在恶性肿瘤中占80%以上。鳞状细胞癌进展迅速，严重危害患者生命（图 1-12）。

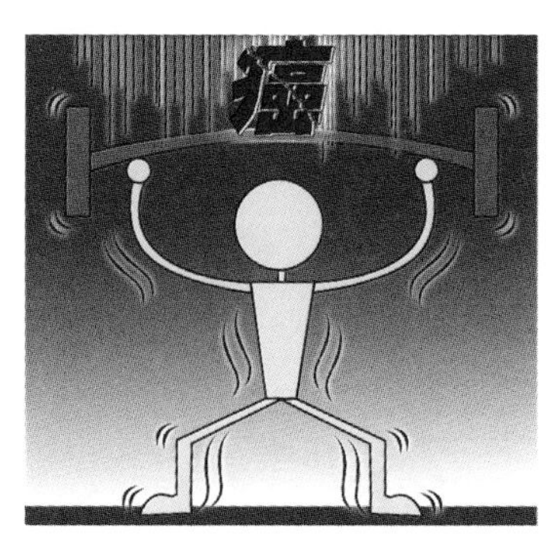

图 1-12　癌严重威胁患者生命

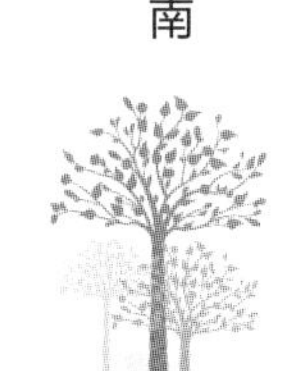

9. 什么是癌前病损和癌前状态

癌前病损是指某些具有癌变潜在可能性的良性病变，如长期不予治疗有可能转变为癌。癌前状态是指一种显著增加癌症发病危险的一般状态。口腔颌面部常见的癌前病损和癌前状态包括白斑、红斑、扁平苔藓、黏膜下纤维化、慢性日光性唇炎、经久不愈的口腔溃疡等。面对癌前病损应早期寻求专科医师的指导，及时治疗，预防癌症的发生（图 1-13）。

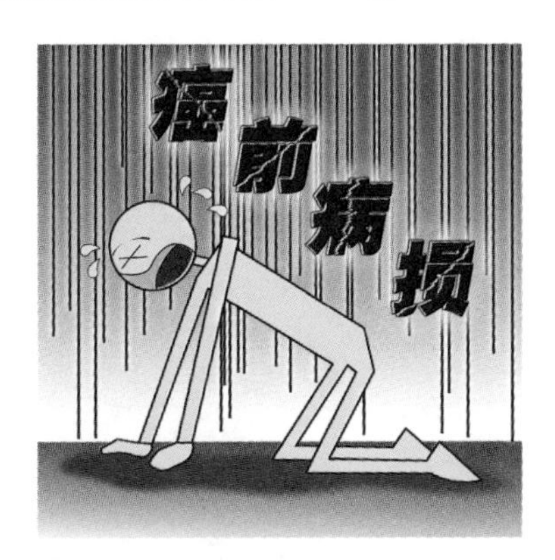

图 1-13　癌前病损具有癌变可能性

10. 囊肿与肿瘤的区别是什么

囊肿是内含液体的似“气球”样的良性病变，生长缓慢，常与先天发育异常有关。软组织囊肿一般采用手术摘除治疗，颌骨囊肿可行囊肿刮治手术。肿瘤是似“实心球”样的肿块，生长速度不一，病因复杂。肿瘤手术一般需将病变和周围部分正常组织一并切除，不宜采取刮治手术（图 1-14）。

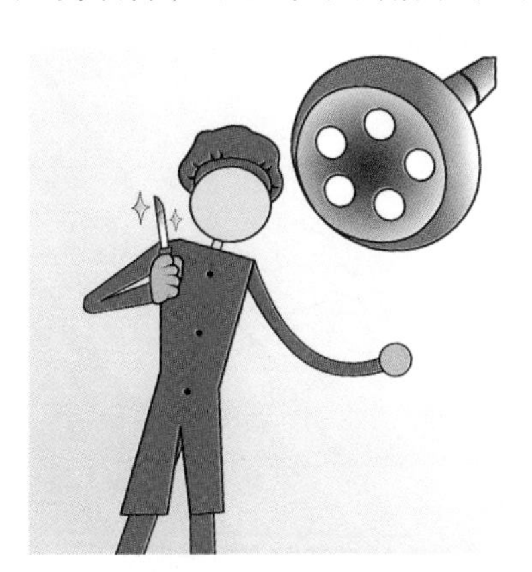

图 1-14　囊肿可采用手术治疗

11. 良性肿瘤与恶性肿瘤的区别是什么

良性肿瘤无侵袭和转移能力，生长缓慢，除长在要害部位有影响外，一般不危及生命，手术切除后复发率较低。恶性肿瘤具有很强的侵袭和转移能力，可侵入周围组织，发生远处转移；生长迅速，与人体争夺营养，产生有害物质，如不及时进行治疗会夺人生命；即使采取联合手术、放疗和化疗的综合治疗手段，仍有较高的复发率（图 1-15）。

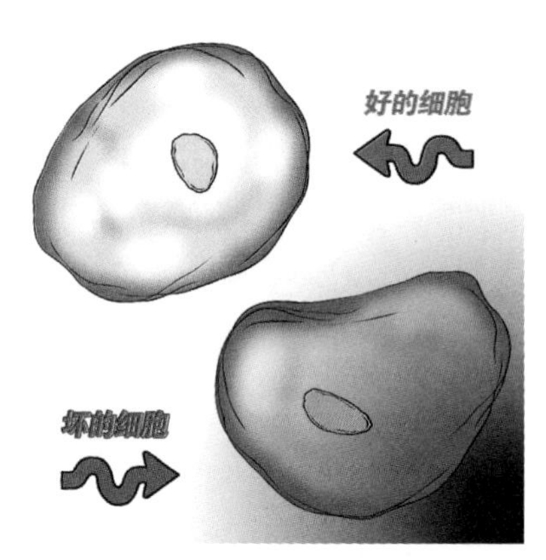

图 1-15　良性肿瘤和恶性肿瘤的区别

12. 囊肿会不会恶变

虽然囊肿对人体的危害相对较小，但在某些情况下，囊肿可能发生恶变，转变为恶性肿瘤。口腔颌面部发生的鳃裂囊肿和甲状舌管囊肿若长期不治或反复复发，则有可能发生恶变（图 1-16）。

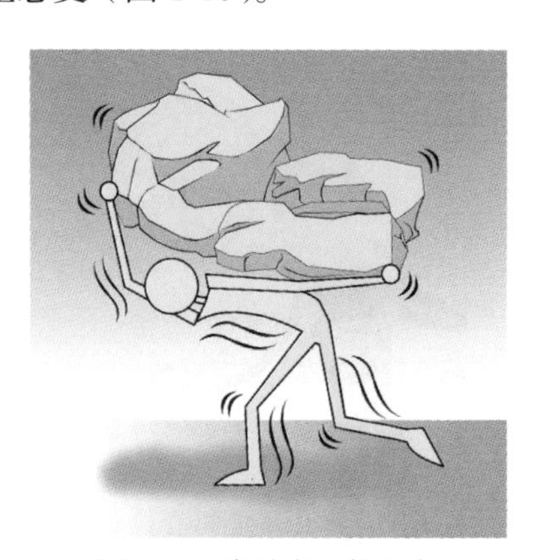

图 1-16　囊肿有可能恶变

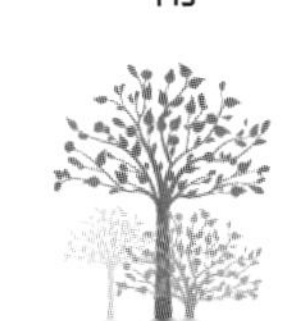

13. 良性肿瘤会不会恶变

良性肿瘤有可能发生恶变，转变为恶性肿瘤。口腔颌面部发生的多形性腺瘤、成釉细胞瘤、纤维瘤、牙源性黏液瘤、骨巨细胞瘤等肿瘤若长期不治或多次复发，则恶变的可能性明显增加。良性肿瘤发生恶变时，常常表现为肿瘤突然加速生长，并伴有疼痛、麻木、面神经麻痹等症状（图 1-17）。

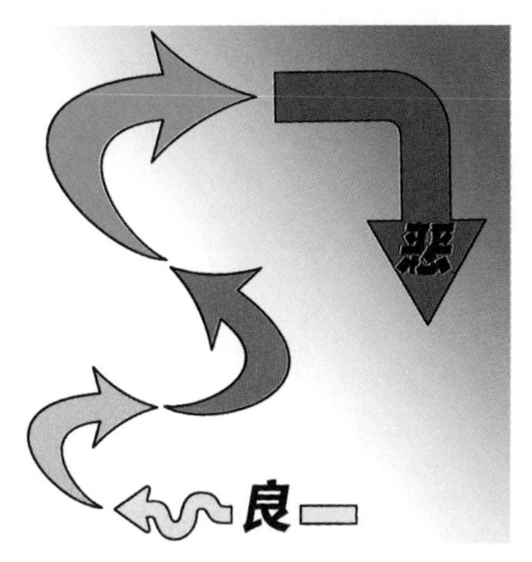

图 1-17　良性肿瘤有可能恶变

14. 口腔颌面部哪些部位容易长肿瘤

口腔颌面部良性肿瘤多见于牙龈、口腔黏膜、颌骨和颜面部。恶性肿瘤常发生于舌、颊部、牙龈、腭部和上颌窦（图 1-18）。

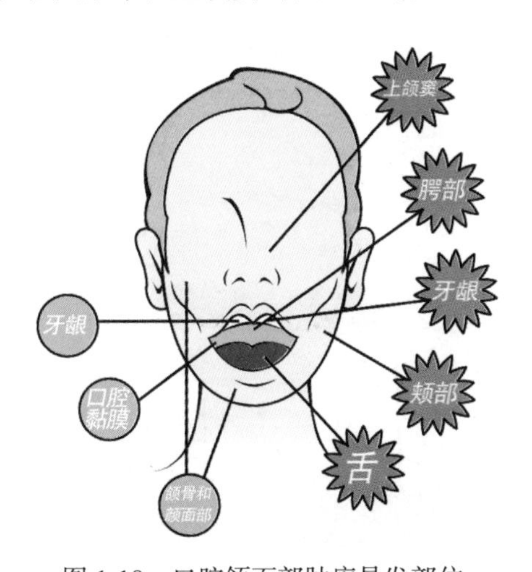

图 1-18　口腔颌面部肿瘤易发部位

15. 口腔颌面部常见的囊肿有哪些

口腔颌面部软组织肿瘤分为先天发育性囊肿和非先天发育性囊肿，前者包括皮样囊肿、甲状舌管囊肿、鳃裂囊肿等，后者包括皮脂腺囊肿、黏液囊肿、舌下腺囊肿、腮腺囊肿等。口腔颌面部硬组织囊肿常由牙演变而来，包括含牙囊肿、根尖周囊肿、始基囊肿等（图 1-19）。

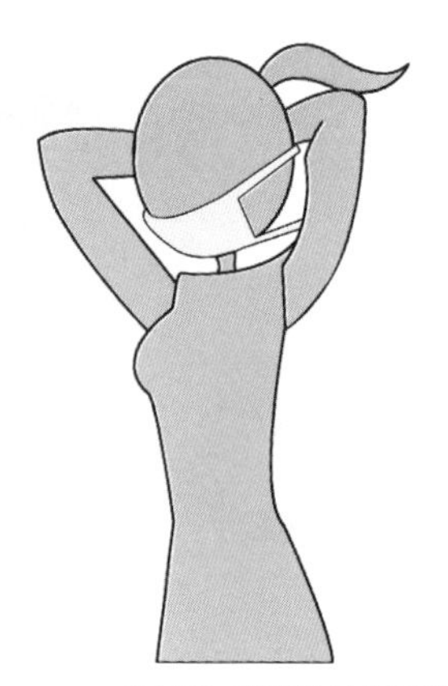

图 1-19　口腔颌面部常见的囊肿

16. 口腔颌面部常见的良性肿瘤有哪些

口腔颌面部良性肿瘤种类多样，其中有些肿瘤发生在全身其他部位，有些则发生于口腔颌面部的特定部位。常见的口腔颌面部良性肿瘤包括色素痣、牙龈瘤、纤维瘤、血管瘤、成釉细胞瘤、牙源性角化囊性瘤、多形性腺瘤、腺淋巴瘤。这些疾病多以手术治疗为主，特殊的病变有特殊的治疗方法（图 1-20）。

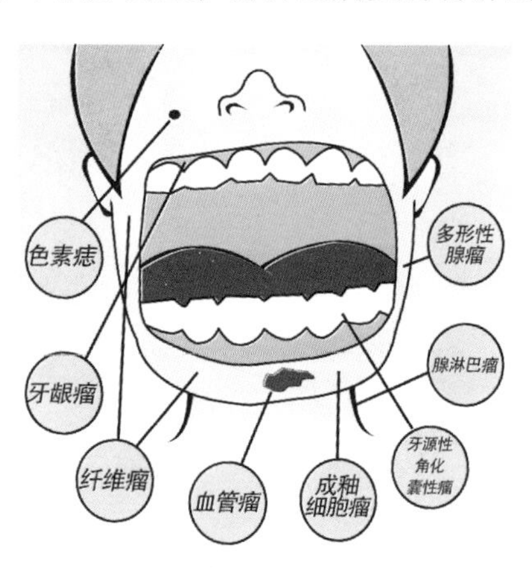

图 1-20　口腔颌面部常见的良性肿瘤

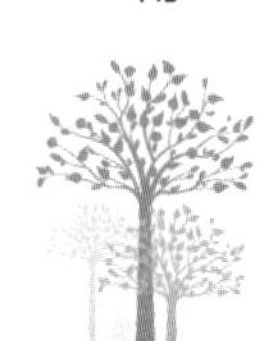

17. 口腔颌面部常见的癌前病损有哪些

口腔颌面部最常见的癌前病损有白斑和红斑。白斑的癌变率一般在 5%左右。红斑的癌变危险性比白斑更甚，临床上发现，80%的红斑患者病理切片证实为原位癌或浸润癌。口腔颌面部常见的癌前状态被认为有口腔扁平苔藓、口腔黏膜下纤维性变、盘状红斑狼疮、上皮过角化、先天性角化不良及梅毒、着色性干皮病等。对于扁平苔藓，尤其是糜烂型及萎缩型扁平苔藓久治不愈者，应充分提高警惕（图 1-21）。

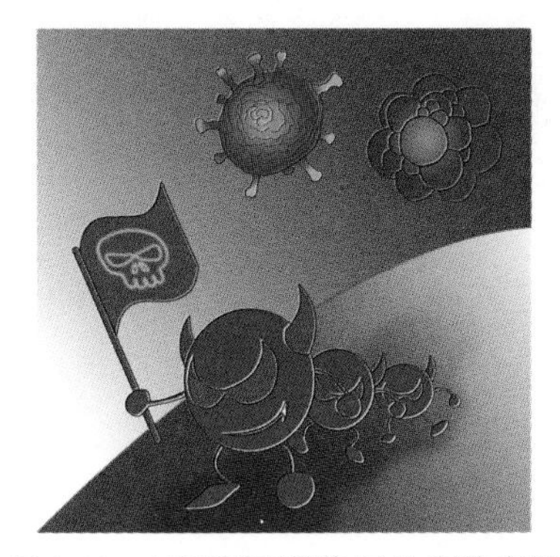

图 1-21　口腔颌面部常见的癌前病损

18. 口腔颌面部常见的恶性肿瘤有哪些

在我国，口腔颌面部的恶性肿瘤以癌最为常见，肉瘤较少。在癌瘤中又以鳞状细胞癌最多见，一般占 80%以上；其次为腺性上皮癌（如黏液表皮样癌、腺癌、腺样囊性癌、恶性多形性腺瘤、腺泡细胞癌等）及未分化癌。基底细胞癌较少见，多发生在面部皮肤（图 1-22）。

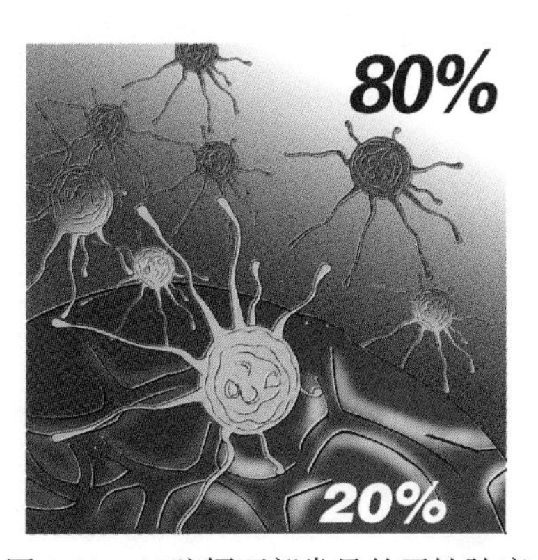

图 1-22　口腔颌面部常见的恶性肿瘤

19. 囊肿是怎么形成的

常见的原因有三个：

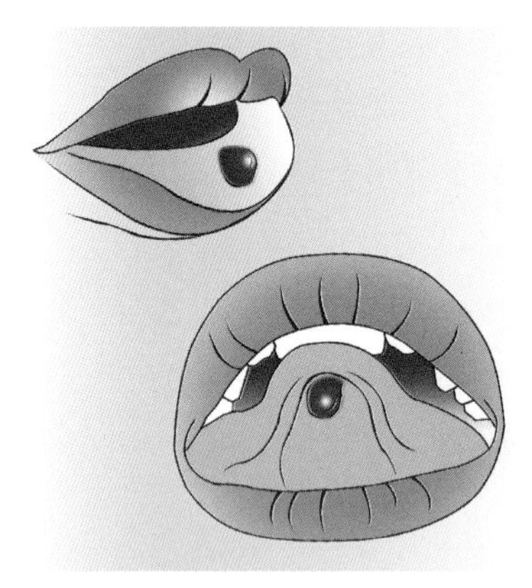
图 1-23 囊肿的形成

（1）胚胎发育过程中，残留的上皮分泌物聚集形成囊肿；常见于皮样或表皮样囊肿、甲状舌管囊肿、鳃裂囊肿、鼻腭囊肿等。

（2）潴留性囊肿或外渗性囊肿，即物理、化学等伤害致使腺上皮分泌管道堵塞，或者导管破裂，腺体或其周围被逐渐增多的分泌物膨胀而形成的囊肿；常见于皮脂腺囊肿、黏液腺囊肿、舌下腺囊肿等。

（3）炎性囊肿，即由于慢性炎症刺激，引起上皮残余增生，上皮细胞变性液化，周围组织液渗出，蓄积而形成囊肿；常见于根尖周囊肿、始基囊肿等（图 1-23）。

20. 肿瘤是怎么形成的

目前认为肿瘤是多因素导致的疾病，致病的可能因素：

（1）外来因素：包括物理性因素（热、损伤、紫外线、X 线及其他放射性物质、长期机械刺激等），化学因素（吸烟、乙醇等），生物性因素（病毒感染），营养因素（营养不良、营养过度）。

（2）内在因素：神经精神因素（精神过度紧张、精神创伤等）。

（3）内分泌因素（内分泌功能紊乱），机体免疫功能下降，遗传因素，基因突变等。

在这些因素下，机体的某些细胞发生了突变，不再受全身的生长、分化、凋亡等信号的调节，而成为能够无限增殖的、能向远处转移的癌细胞（图 1-24）。

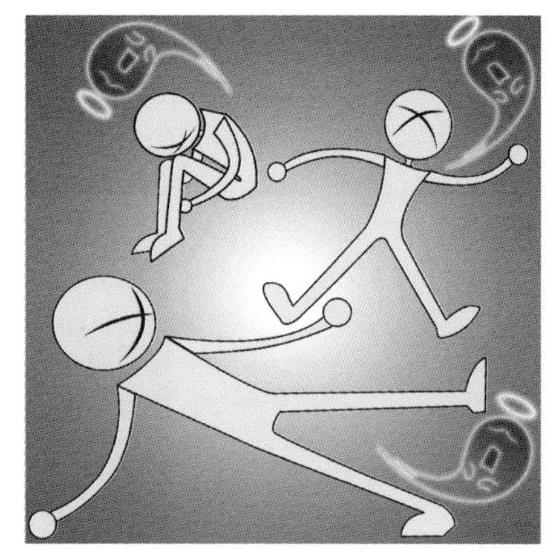
图 1-24 肿瘤的病因

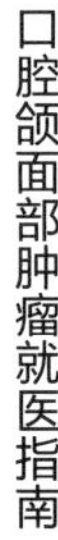

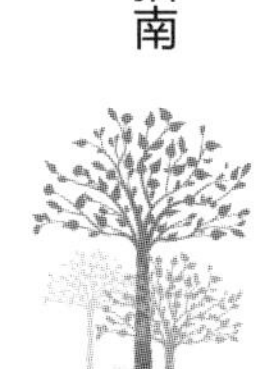

21. 为什么说肿瘤是基因病

现代医学分子生物学认为：多种内外致病因素，致使一系列的基因，如癌基因、抑癌基因在多个时段，以多个步骤发生遗传学和（或）表观遗传学的突变，导致癌基因的激活及抑癌基因的失活，从而使发生突变的细胞成为不受机体内生长、分化、凋亡等信号调节，能够无限增殖并发生远处转移的癌细胞。肿瘤的发生发展是一系列基因表达调节失控的结果，因此说肿瘤是基因病（图 1-25）。

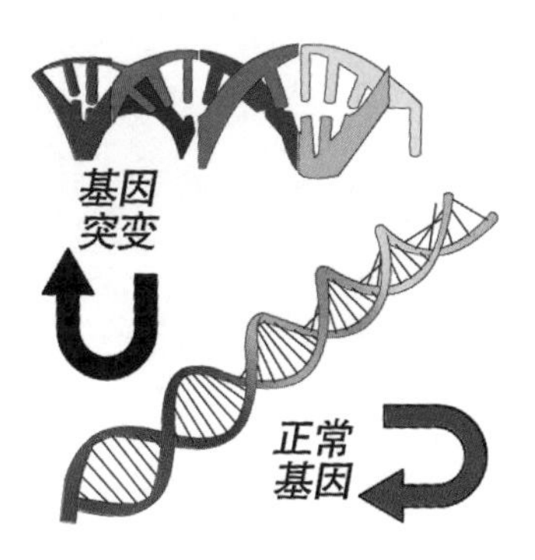

图 1-25 肿瘤是基因病

22. 肿瘤会传染吗

目前认为，肿瘤本身不会传染。肿瘤本身是机体自身生长、分化、死亡调控失调的一类细胞，它将伴随机体的死亡而消亡。一个机体的肿瘤细胞对于另一个机体是异物，拥有正常免疫功能的机体能够识别并排除异物，因此肿瘤细胞无法在另一个机体内生存。但是引起肿瘤的生物性致病因素，如病毒可以传染。因此，应该对一些病毒的感染加以预防（图 1-26）。

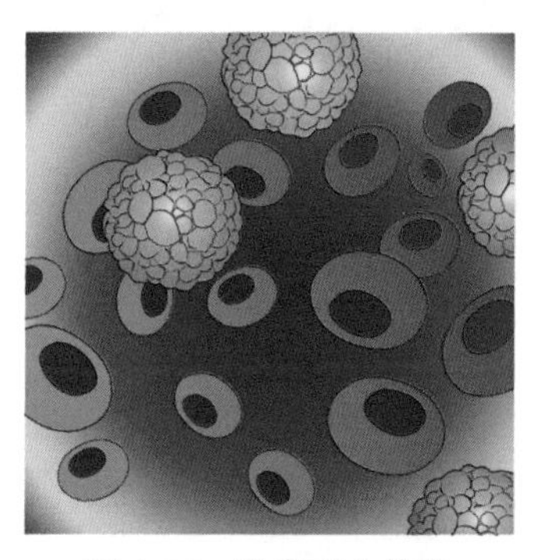

图 1-26 肿瘤不会传染

23. 肿瘤会遗传吗

癌症患者可有家族史。研究认为：癌症的遗传规律颇为特殊，绝大多数癌症的遗传规律是以“易感性”的方式表达出来；后代遗传的不是癌症本身，而是一种容易患癌的体质。但是若要真正患癌，还需要一定的内外因素共同作用（图 1-27）。

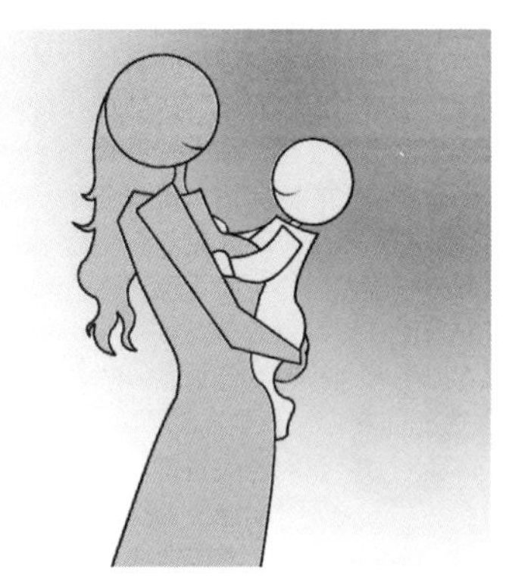

图 1-27　肿瘤需要一定的内外因素共同作用

24. 肿瘤发生与人体免疫力有什么关系

研究证实：肿瘤的发生与人体的免疫力有一定关系。一般认为，机体的抗癌免疫反应是通过免疫监视作用来实现的，其中又以细胞免疫为主。口腔颌面部恶性肿瘤患者的免疫功能无论在早期还是晚期都有下降，尤以晚期病例显著。另外，患有免疫缺陷病的患者容易发生癌症，长期使用全身免疫抑制剂的患者发生恶性肿瘤的概率比一般人高（图 1-28）。

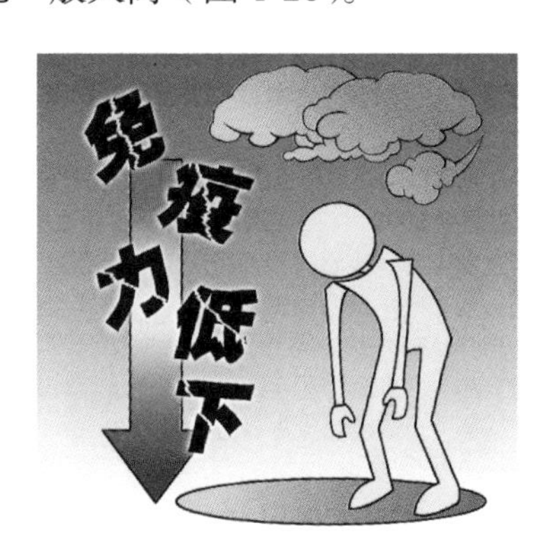

图 1-28　肿瘤和人体免疫力有一定关系

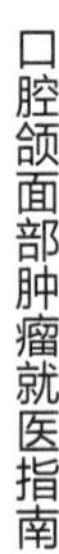

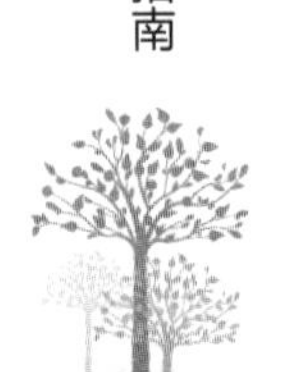

25. 肿瘤发生与年龄有没有关系

任何年龄的人均可发生肿瘤。部分肿瘤有好发的年龄。口腔颌面部最常见的鳞状细胞癌多发生于 40~60 岁成人，软组织肉瘤好发于成年人，骨源性肉瘤多见于青年及儿童，恶性淋巴瘤常见于儿童及青壮年（图 1-29）。

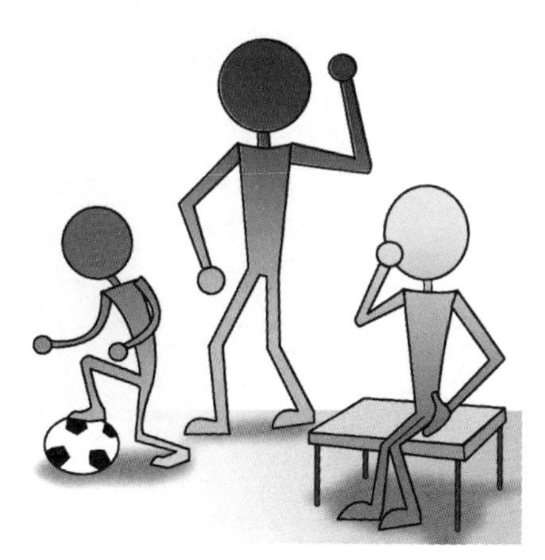

图 1-29　肿瘤发生和年龄的关系

26. 肿瘤发生与性别有没有关系

部分肿瘤的发生与性别相关，口腔颌面部恶性肿瘤多发生于男性，多形性腺瘤多发生于女性，沃辛瘤（又名淋巴瘤性乳头状囊腺瘤）男性发病比例明显高于女性，约为 6∶1（图 1-30）。

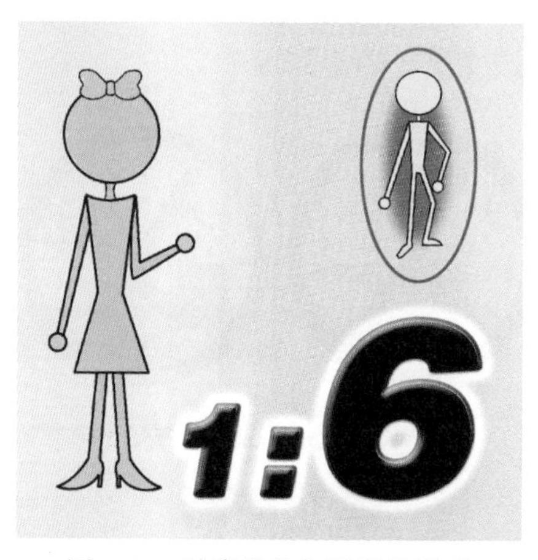

图 1-30　肿瘤发生与性别的关系

27. 病毒感染与口腔颌面部肿瘤发生有关系吗

某些恶性肿瘤可以由病毒引起，如鼻咽癌、恶性淋巴瘤，特别是 Burkitt 淋巴瘤与 EB 病毒有关。人乳头瘤病毒（HPV），特别是 HPV16 病毒是诱发人口腔黏膜鳞癌的相关病毒（图 1-31）。

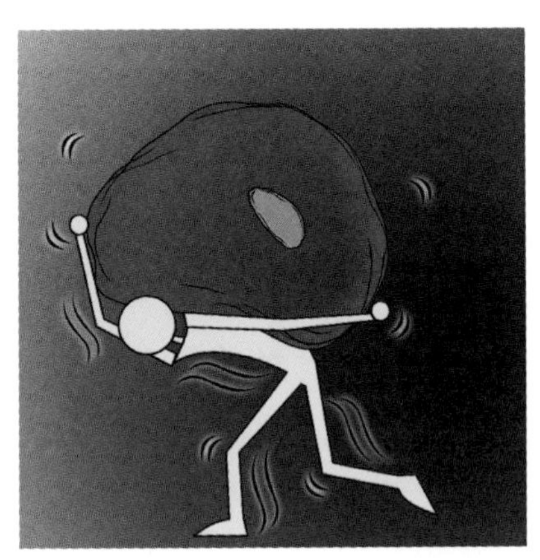

图 1-31　某些肿瘤发生和病毒感染有关

28. 吸烟容易得口腔癌吗

烟草燃烧时释放大量有毒物质，口腔癌的发病与吸烟有直接关系。吸烟人群口腔癌的发病率比不吸烟人群高 2～3 倍，口腔癌治愈后继续吸烟的患者有 40%将会再次发生第二原发癌，吸烟患者治疗后的 5 年生存率明显低于不吸烟人群。吸烟量和吸烟时间均影响口腔癌的发生，每天吸 1 包烟的人群患口腔癌的概率是不吸烟人群的 7.7 倍（图 1-32）。

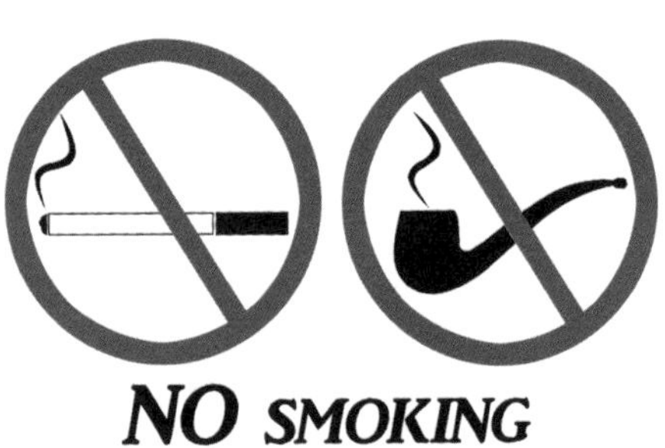

图 1-32　吸烟容易得口腔癌

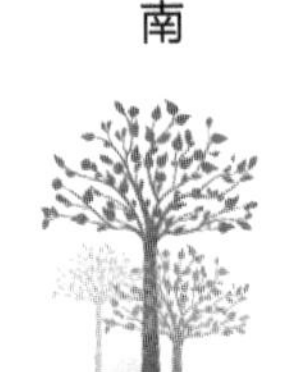

29. 喝酒容易得口腔癌吗

喝酒人群口腔癌的发病率比不喝酒人群高 3 倍，酒的种类和饮用量均影响口腔癌的发生，同时有吸烟和喝酒嗜好的人群更易得口腔癌，其发病率比单独吸烟或单独喝酒人群高 2.5 倍（图 1-33）。

NO DRINKING
禁止喝酒

图 1-33 喝酒容易得口腔癌

30. 嚼槟榔容易得口腔癌吗

嚼槟榔的习惯常见于我国湖南省和台湾省，槟榔提取物中含有大量有毒成分。嚼槟榔的时间和次数均影响口腔癌的发生，嚼槟榔人群口腔癌的发病率比不嚼槟榔人群高 28 倍，同时有嚼槟榔、吸烟、喝酒习惯者发生口腔癌的概率极高（图 1-34）。

槟榔一口口，健康就失守
癌
槟
榔
NO ARECA
禁止嚼槟榔

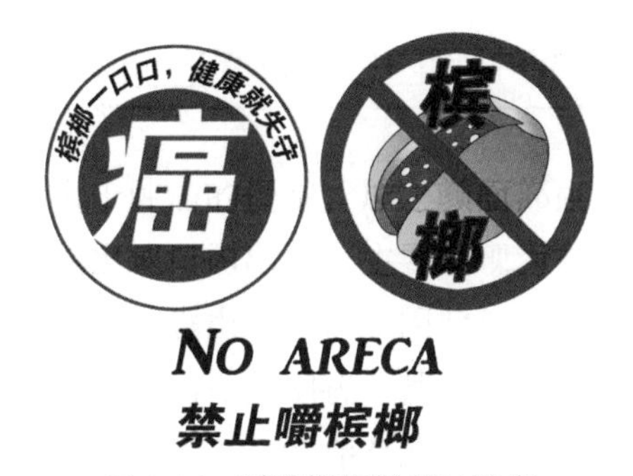

图 1-34 嚼槟榔容易得口腔癌

31. 促使口腔颌面部肿瘤发生的危险因素有哪些

促使口腔颌面部肿瘤发生的危险因素主要可分为外来因素和内在因素

（图 1-35）。

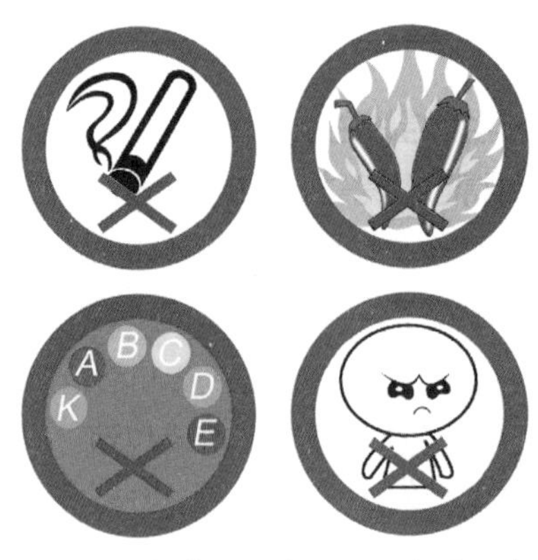

图 1-35　促使口腔癌发生的危险因素

外来因素包括：

（1）物理因素：口内的残根，锐利的牙尖，不良修复体，口腔卫生差，喜欢食用过烫、刺激食物，使用烟斗（抽雪茄烟），长期户外暴晒接收过量紫外线，放疗等。

（2）化学因素：吸烟、喝酒、咀嚼烟叶、咀嚼槟榔、接触有毒有害试剂等。

（3）生物因素：EB 病毒、HPV 病毒感染等。

（4）营养因素：维生素 A、维生素 B、维生素 E 缺乏等。

内在因素包括：

（1）神经精神因素：精神过度紧张、心灵创伤等。

（2）内分泌失调。

（3）免疫功能低下：先天性或获得性免疫功能缺陷、长期使用免疫抑制剂等。

（4）遗传因素：有癌症家族史等。

32. 有哪些不良习惯可能促使口腔颌面部肿瘤发生

吸烟，饮酒，咀嚼槟榔，口腔卫生条件差，口内有残根、残冠、错位牙、锐利的牙尖、不良修复体，喜欢食用过烫、刺激食物，长期户外暴晒，长期接触有毒有害物质且防护不当，精神过度紧张、抑郁等（图 1-36）。

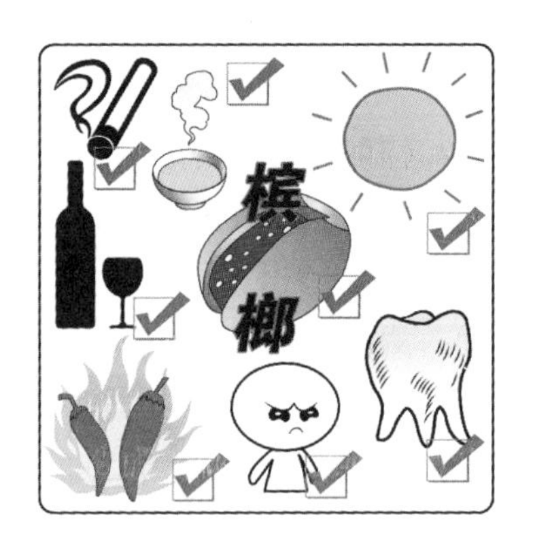

图 1-36　促使口腔癌发生的不良习惯

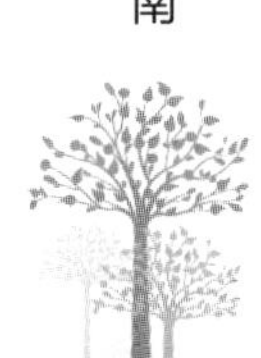

33. 口腔科检查用的 X 线（牙片、CBCT）致癌吗

据估算，拍摄口内片的辐射引起癌症或遗传病的危险性概率最多为 11/1 000 000，全景片的辐射剂量更小。牙科锥形束 CT 机（CBCT）照射剂量仅为全身 CT 的 1/400。考虑到人们在日常生活中有不少其他危险因素，如人类平均窒息致死的概率为 13/1 000 000，因此，口腔放射学检查引起的致癌危险性是微乎其微的（图 1-37）。

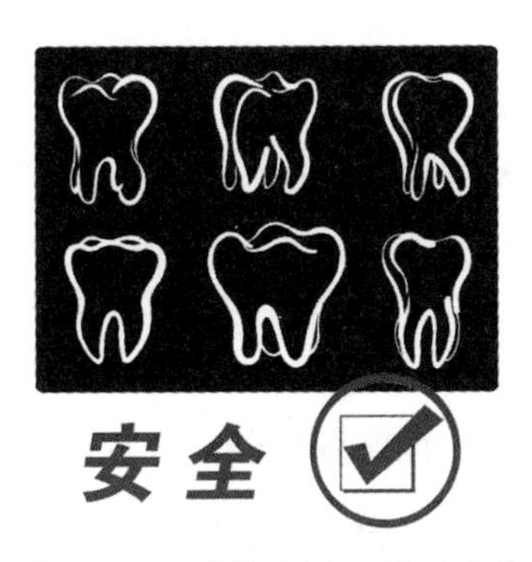

图 1-37　口腔检查用 X 线不致癌

34. 如何预防口腔颌面部肿瘤的发生

改正不良习惯、消除致瘤危险因素能够有效预防口腔颌面部肿瘤发生。加强体育锻炼，保证适宜营养及充足的睡眠，提高机体免疫力（图 1-38）。此外，还应加强自查，如有异常发现及不适应及时到医院就诊。定期做口腔颌面部检查，及时发现隐匿疾病。积极治疗口腔颌面部癌前状态及癌前病损，阻止其进一步演变为癌症。对于有明显遗传倾向的患者，应对子女进行监护随访。

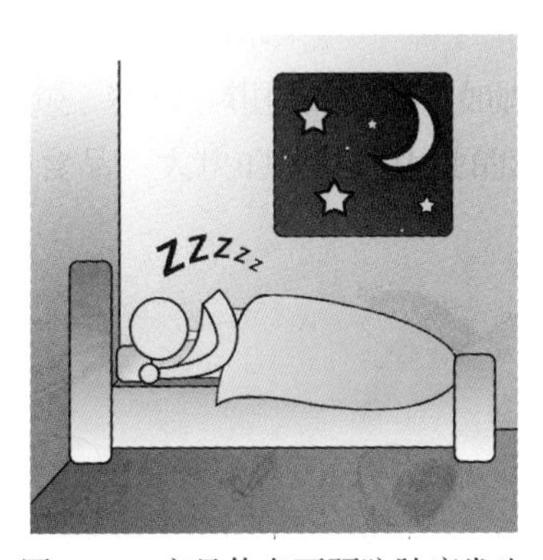

图 1-38　充足休息可预防肿瘤发生

第二章　口腔颌面部肿瘤的检查方法

1. 常用的检查分为哪几类

口腔颌面部肿瘤常用的检查可分为以下几类：一是一般检查，即临床医生通过视、触、叩、听对患者进行全身系统检查及专科检查；二是辅助检查，辅助检查又包含化验检查、穿刺检查、活组织检查、涂片检查、内镜检查及影像学检查等（图 2-1）。

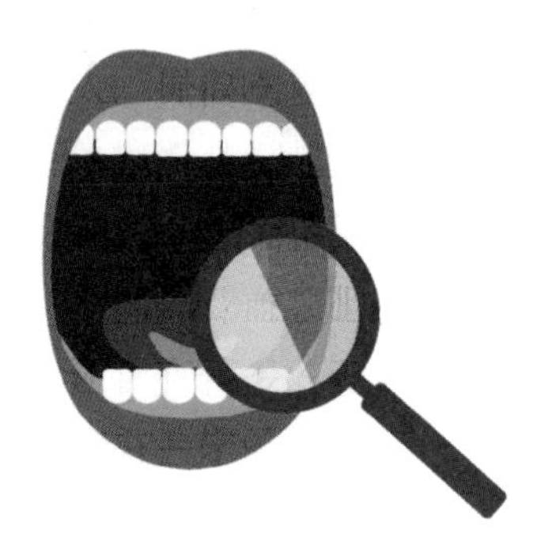

图 2-1　口腔检查

2. 抽血化验有哪些检查内容

化验检查主要包括血液学检验、免疫学检验、生化检验、微生物检验等（图 2-2）。

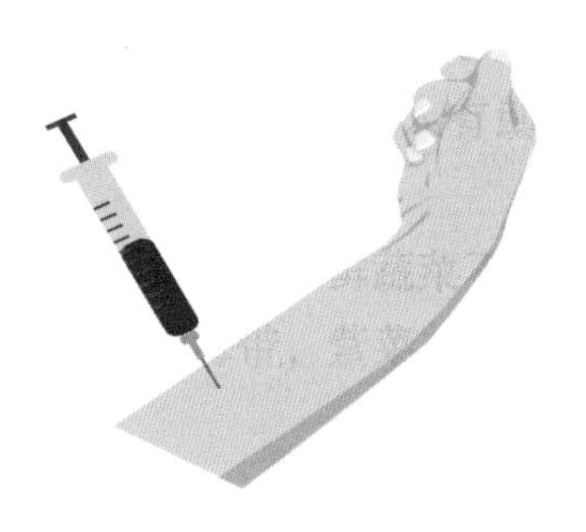

图 2-2　抽血化验检查

3. 抽血化验前为什么要空腹

抽血化验前需要空腹是因为进食后消化的过程会使血液中的成分发生改变，从而导致测出的结果不准。然而并不是所有的项目都会受到影响。容易受到影响的常见检测是血糖、血脂、肝功能、肾功能等（基本上是生化检验的常规项目）。空腹采血不是指采血前一天晚上不吃饭，而是指禁食 12~14 小时后所抽取的静脉血。由于餐后 12~14 小时胃肠的消化与吸收活动已基本完毕，因而血液中的各种生化成分比较稳定，此时测得的各项数值能比较真实地反映机体的生理变化，有助于疾病的诊断（图 2-3）。

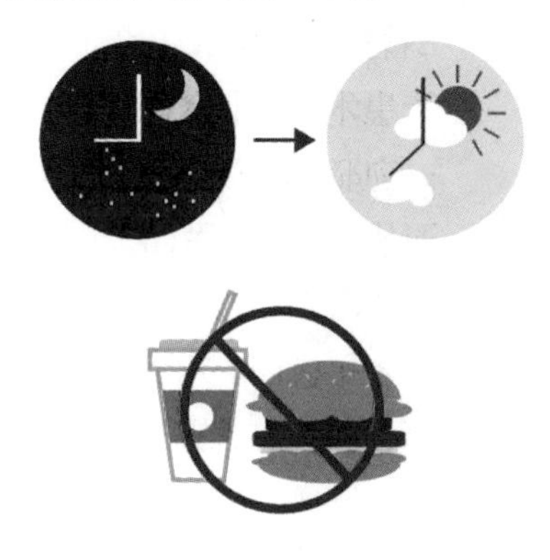

图 2-3 抽血化验前要空腹

4. 什么是活组织检查

活组织检查是从病变处取小块组织制成切片，采用适当的方法染色后在显微镜下观察细胞的形态和结构，从而明确病变性质的检查方法。常用的活组织检查有切取活组织检查、切除活组织检查及快速冷冻活组织检查等（图 2-4）。

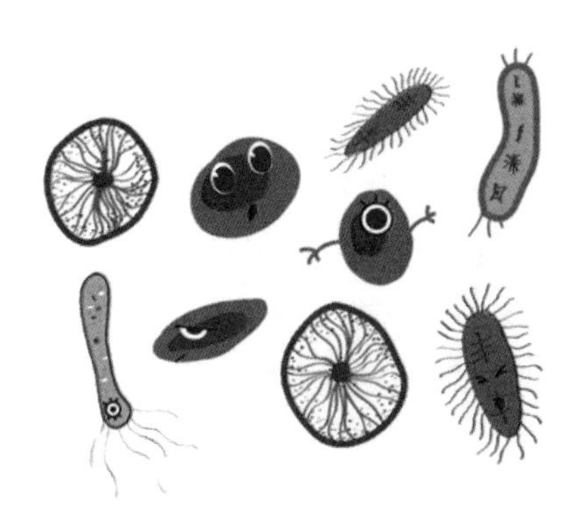

图 2-4 活组织检查

5. 所有肿瘤都可以做活检吗

并不是所有的肿瘤都适合做活组织检查。例如，恶性黑色素瘤和血管性肿瘤及血管畸形等不适宜做活组织检查，以免造成肿瘤快速转移或大出血（图 2-5）。

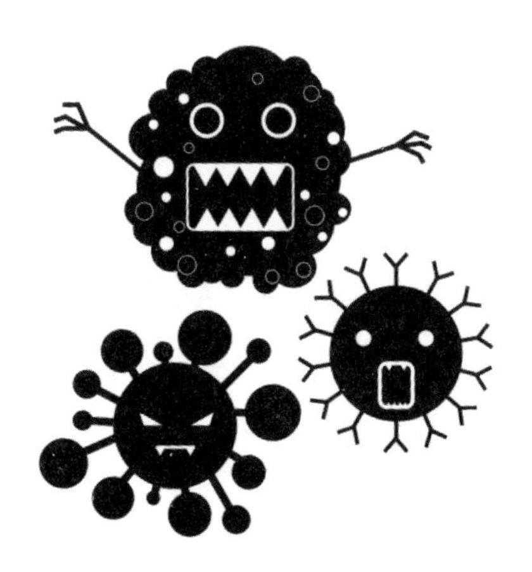

图 2-5　不是所有肿瘤都可以做活检

6. 什么是术中活检（快速冷冻活检）

术中活检指在治疗性手术或探查性手术进行当中所做的活检，一般在 20~30 分钟内完成定性诊断，以便指导手术如何进行。应用最多的是快速冷冻制片技术，用不经固定的新鲜标本，快速冷冻至零下 18℃以下，进行切片、HE 染色进行观察诊断。所以也称“术中冷冻”、“快速冷冻”（图 2-6）。

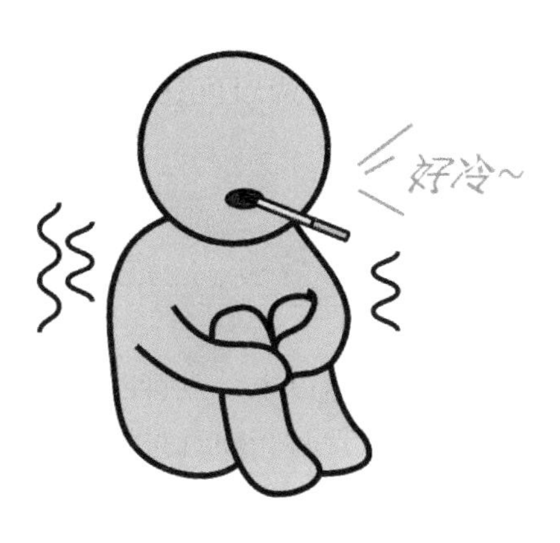

图 2-6　快速冷冻活检

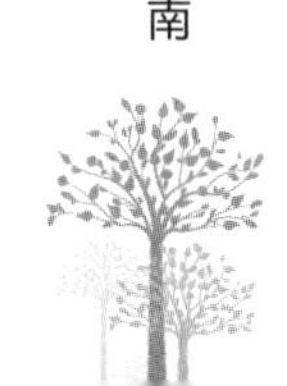

7. 什么是术后病理检查

术后病理检查是指对治疗性手术切除的病变及相关的组织、器官进行较全面的病理学检查。切除送检的组织为全部病变及伴有受累的或扩大切除的组织器官，以及所属的淋巴结等（如对恶性肿瘤的根治性手术）。各病变及送检标本均需按规范多处取材，常规甲醛固定，石蜡包埋，HE染色，显微镜下观察。在做病理诊断时，不单确定病名、疾病性质，还要给予分类、指出侵犯程度、有无播散、手术切缘有无病变等，一般需 3~7 天才能发出诊断报告（图 2-7）。

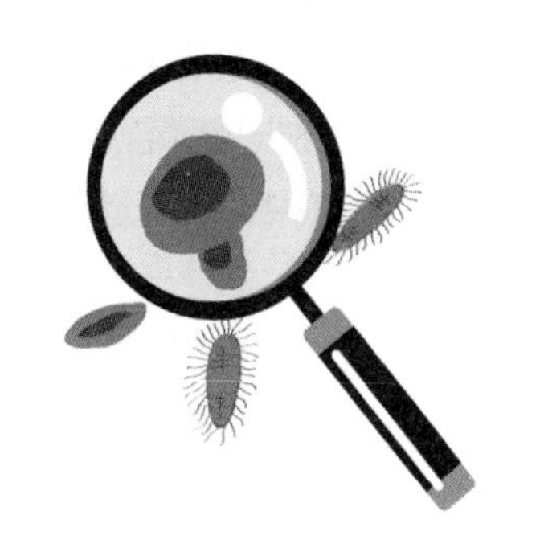

图 2-7　术后病理检查

8. 为什么术中活检与术后病理检查结果可能不一致，不一致时以什么为准

术中活检与术后病理检查结果不一致主要是由于术中活检的局限所致。

首先，术中活检取材有限制，常有假阴性（漏诊）。其次，由于制片、染色时间短，切片厚，组织细胞结构不如普通石蜡切片清晰，又要在几分钟之内完成观察、分析并做出诊断，没有更多时间思考讨论，更没有查找文献的时间，故诊断难度大，常需有丰富经验的病理医师进行。由于上述原因，其准确率在 95%左右。所以，快速冷冻活检仅是一种应急的初步的定性诊断，在此之后，还需把冷冻活检材料再做普通石蜡切片进行病理检查，才算最后的诊断。当二者不一致时，如术中冷冻漏诊、误诊，需以术后病理检查为准。视情况需再行二次手术或其他补救措施（图 2-8）。

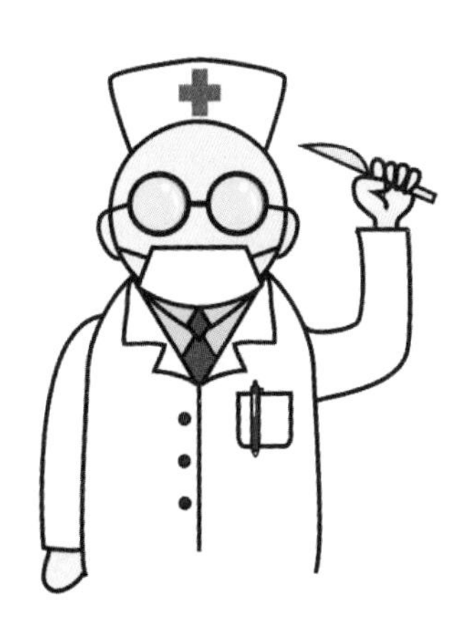

图 2-8　术后病理检查是诊断“金标准”

9. 免疫组织化学技术是什么

免疫组织化学技术又称为免疫细胞化学技术，是指用标记的特异性抗原或抗体在组织细胞原位通过抗原抗体的免疫反应和组织化学的呈色反应，对相应的抗原或抗体进行定性、定位、定量测定的一项免疫学检测方法。在临床病理中有广泛应用，如鉴定病变性质，发现微小病灶，探讨肿瘤起源或分化表型，确定肿瘤分期，指导治疗和预后，辅助疾病诊断和分类，寻找感染病因等。

10. 口腔颌面部肿瘤诊断有没有“金标准”，“金标准”是什么

病理检查是目前最准确、可靠的诊断方法，是恶性肿瘤诊断的“金标准”。但是病理诊断也有局限性，任何一种病理学方法的病理诊断，都只有综合分析临床表现、手术所见、肉眼观察与镜下观察组织或细胞特征以后才能作出诊断，有时还必须结合组织化学、免疫组织化学或超微结构的改变，甚至需要结合随访结果才能最后明确。所以，病理诊断是一门依赖经验积累的诊断学科。无论何种取材及切片均属抽样检查，最终在镜下见到的仅是病变的极小部分，因此有时不能代表整个病变部位，产生抽样误差。当病理诊断与临床表现不符合时，应考虑再次取材制片，或与临床医生及时沟通；临床医生亦应与病理诊断医生加强联系，共同讨论，以免误诊或漏诊（图 2-9）。

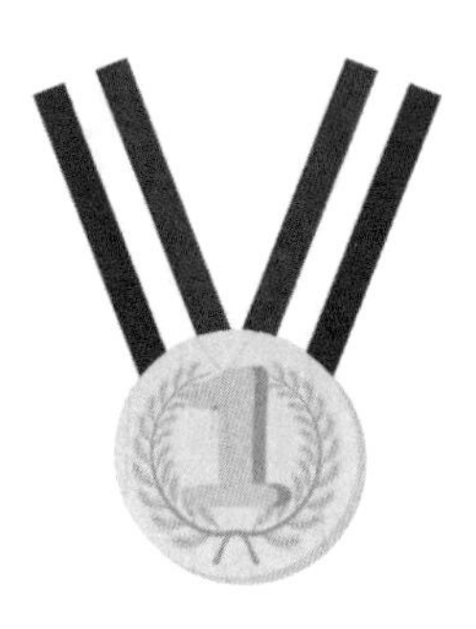

图 2-9　口腔颌面部肿瘤诊断“金标准”

11. 常用的影像学检查有哪些

口腔颌面外科常用的影像学检查：超声检查，口腔全景片，电子计算机 X 线体层摄影（CT），口腔 CBCT，磁共振成像（MRI），数字减影血管造影（DSA），PET/CT 等。

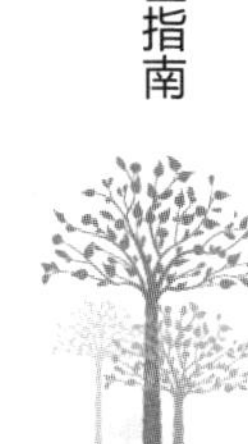

12. 什么是口腔全景片

口腔全景片又叫曲面体层摄影。它可以在一张胶片上显示双侧上下颌骨，上颌窦、颞下颌关节及全口牙齿等组织结构，常用于观察上下颌骨肿瘤、外伤、炎症、畸形等病变及其与周围组织的关系（图 2-10）。

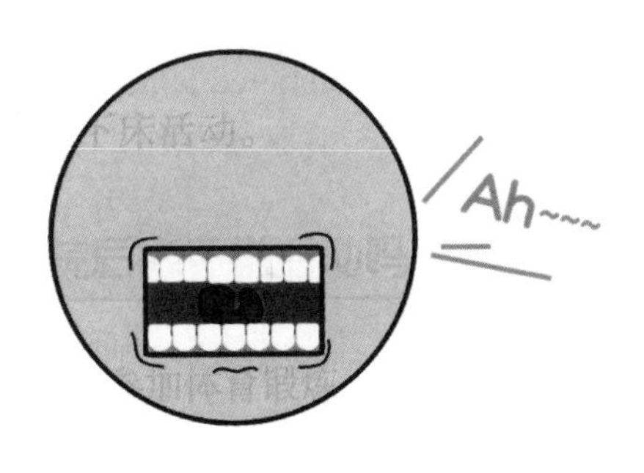

图 2-10　口腔全景片

13. 什么是 CT

CT 即电子计算机 X 线体层摄影。它是用 X 线束对人体某一部位按一定厚度的层面进行扫描，经过一系列的信号转换，最后形成 CT 图像。与常规 X 线摄片相比，CT 具有更高的密度分辨率和空间分辨率，使软组织有很好的显影。对颌面部肿瘤，尤其是深部肿瘤的早期诊断及其与周围组织的关系，能提供较准确的信息，能有效提高临床诊断及治疗水平。

14. 什么是增强 CT，一般什么情况下要做增强 CT

增强 CT 又称强化 CT，是指在 CT 平扫基础上，对可疑部位，在静脉注射造影剂（如泛影葡胺）后有重点地进行检查，从而提高诊断准确率的一种手段。增强 CT 使病变组织与邻近正常组织间的密度差增加，从而提高病变显示率。让病变显影更为清楚，以显示平扫中未被显示或显示不清的病变，通过病变有无强化或强化类型，对病变作出定性诊断。

一般情况下，在血供丰富区域造影剂容易聚集。相比普通 CT，增强 CT 对病灶的定性能力高，对小病灶的检出率高，对血管结构看得极其清楚。已确定为恶性肿瘤的，增强 CT 可提高肿瘤分期的准确性，或判断肿瘤手术切除的可能性。

对碘造影剂过敏，严重肝、肾功能损害，重症甲状腺患者一般不做增强 CT；

急性脑外伤、脑卒中、药物过敏、哮喘、肾衰竭、心肺功能不全的患者、1 岁以下的小儿及 60 岁以上的老人，由于机体功能减弱，增加了造影剂过敏的概率，所以要慎重进行增强 CT 检查。

15. 什么是 CBCT

口腔颌面锥形束 CT（cone beam computed tomography, CBCT）顾名思义是锥形束投照计算机重组断层影像设备。其基本原理是 X 线从各个方向以层厚最小为 76μm 通过被检部位形成两个直径为 5cm、高为 3.6cm 的圆柱形多部位连续扫描，利用计算机程序对 X 线通过不同部位后的衰减情况进行分析测量，采集被拍摄部位的三维信息，全面观察其内部结构从而获得被检部位所有信息，进行容积重组形成更精确、分辨率更高的图像。口腔 CBCT 广泛应用于口腔颌面外科、正畸科、正颌外科、种植科、牙体牙髓科、牙周科。为临床多学科诊断、评估提供更直观更准确的影像资料（图 2-11）。

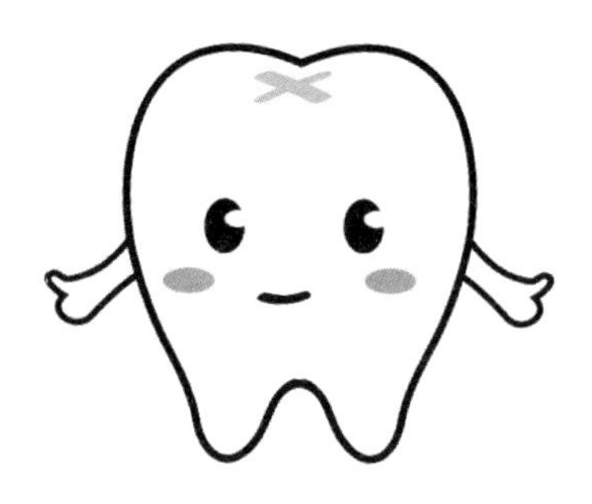

图 2-11　口腔颌面锥形束 CT

16. 什么是 MRI

MRI 也就是磁共振成像，英文全称是 magnetic resonance imaging。基本原理是将人体置于特殊的磁场中，用无线电射频脉冲激发人体内氢原子核，引起氢原子核共振，并吸收能量。在停止射频脉冲后，氢原子核按特定频率发出射电信号，并将吸收的能量释放出来，被体外的接收器收录，经电子计算机处理获得图像。MRI 提供的信息量不但大于医学影像学中的其他许多成像术，而且不同于已有的成像术，因此，它对疾病的诊断具有很大的潜在优越性。它可以直接作出横断面、矢状面、冠状面和各种斜面的体层图像，不会产生 CT 检测中的伪影；不需注射造影剂；无电离辐射，对机体没有不良影响。MRI 对头颈

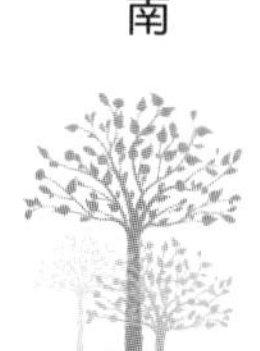

部的肿瘤性病变显示较好，如鼻咽癌对颅底、脑神经的侵犯，MRI 显示比 CT 更清晰、更准确。MRI 还可做颈部的血管造影，显示血管异常。对颈部的肿块，MRI 也可显示其范围及其特征，以帮助定性（图 2-12）。

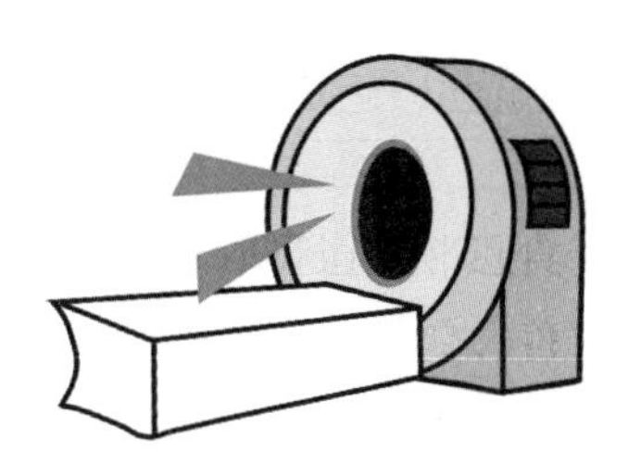

图 2-12　磁共振成像

17. 什么是 PET/CT

PET/CT（positron emission tomography / computed tomography） 全称为正电子发射断层显像/X 线计算机体层成像仪，是一种将 PET（功能代谢显像）和 CT（解剖结构显像）两种先进的影像技术有机地结合在一起的新型的影像设备。它是将微量的正电子核素示踪剂注射到人体内，然后采用特殊的体外探测仪（PET）探测这些正电子核素在人体各脏器的分布情况，通过计算机断层显像的方法显示人体的主要器官的生理代谢功能，同时应用 CT 技术为这些核素分布情况进行精确定位，使这台机器同时具有 PET 和 CT 的优点，发挥出各自的最大优势。PET/CT 可以早期诊断及鉴别诊断头颈部恶性肿瘤或病变，进行精确的肿瘤临床分期，并有利于指导或调整临床治疗方案，帮助制订肿瘤放疗计划（图 2-13）。

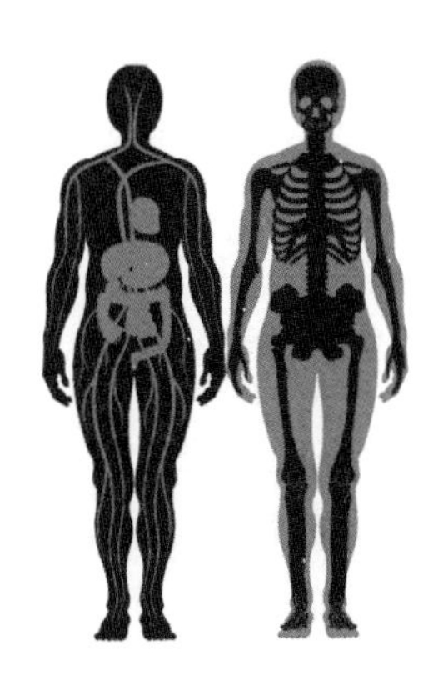

图 2-13　PET/CT

18. 什么是DSA

数字减影血管造影（digital subtraction angiography，DSA），即血管造影的影像通过数字化处理，把不需要的组织影像删除掉，只保留血管影像，这种技术叫做数字减影技术，其特点是图像清晰、分辨率高，对观察血管病变、血管狭窄的定位测量、诊断及介入治疗提供了真实的立体图像，为各种介入治疗提供了必备条件。头颈部组织结构复杂，DSA可以帮助医生准确了解头颈部血管结构，判断肿瘤与血管之间的关系。同时，DSA在头颈肿瘤治疗中，包括超选择造影后做化学药物灌注及血管栓塞治疗方面有着广泛的应用前景（图2-14）。

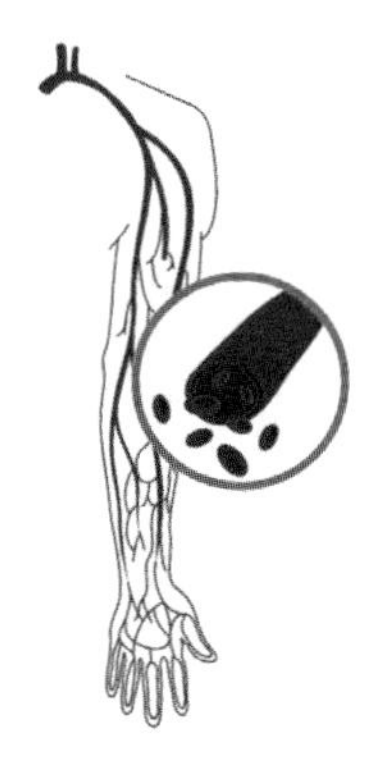

图2-14　DSA

19. 什么是涎腺内镜检查

涎腺内镜是近年来逐渐发展起来的新型诊断治疗技术，涎腺内镜系统是由内镜检查系统、内镜手术器材、照相机及图像打印机、摄像系统、手术附加器械等组成。它可以在直视下观察到涎腺导管内的各种病理变化，为涎腺疾病提供有力的诊断和治疗支持，尤其在慢性阻塞性涎腺疾病的诊断及治疗中占有重要地位。

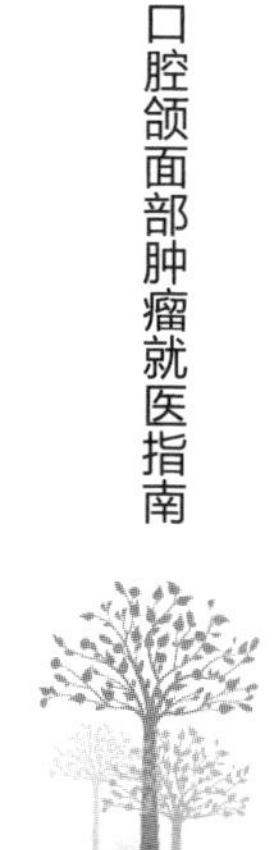

20. 手术前一般需要做哪些常规检查

（1）体格检查和专科检查。

（2）化验项目：血常规、电解质、生化、血型、凝血功能、感染性标志物、小便常规。

（3）检查项目：胸片、心电图。如果患者的年龄较大，还需要检查超声心动图和肺功能，来进一步了解患者心脏和肺部的功能，心肺功能无明显异常才能进行手术（图 2-15）。

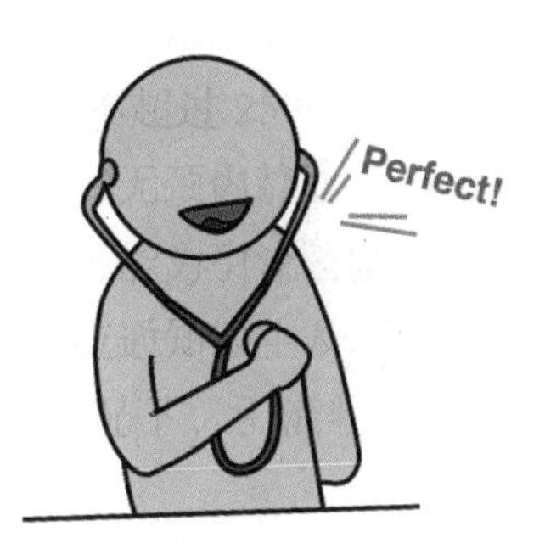

图 2-15　手术前常规检查

21. 为什么手术前要拍胸片

胸片检查是术前的常规检查之一，其主要目的是初步判定肺部有无明显异常。医生可以通过胸片了解肺部是否有感染，排除肺结核、肺部及心脏畸形等，这与麻醉的安全性有很大的关系。另外，对于头颈部肿瘤患者，胸片可初步判断是否存在肿瘤的肺转移，从而影响疾病的诊断和治疗方案的制订（图 2-16）。

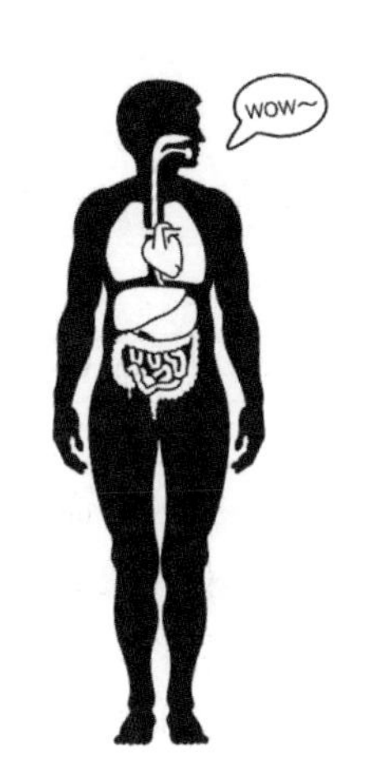

图 2-16　手术前要拍胸片

22. 为什么手术前要做心电图检查

心电图检查是术前的常规检查之一，其主要目的是了解心脏健康状况，排除手术及麻醉禁忌，以保证患者的生命安全及手术的顺利进行。心电图检查能反映许多患者自己未察觉的心脏问题，许多心脏疾病需先经过检查以后才能进行手术治疗，以降低手术风险（图 2-17）。

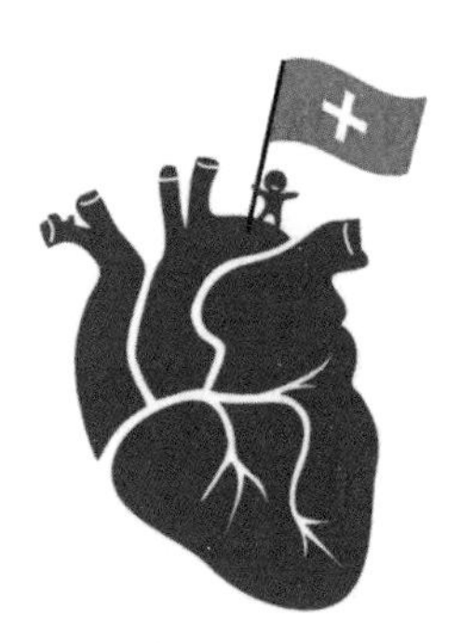

图 2-17　手术前要做心电图检查

23. 手术后为什么要定期复查

头颈部肿瘤患者术后需要定期复查，其主要目的是了解伤口或皮瓣的生长愈合情况、评估局部及全身恢复状况、获得科学的康复指导，以及早期发现肿瘤的复发或转移，便于及时治疗。如果复发后早期发现，并及时接受进一步治疗，还有可能再一次获得肿瘤控制。因此肿瘤患者定期复查，及时随诊是必不可少的（图 2-18）。

图 2-18　手术后要定期复查

24. 如何自我检查早期发现颌面部肿瘤

（1）口腔内溃疡经久不愈：口腔内的溃疡一般在 2 周内可以痊愈，若超过 2 周溃疡未愈，则要小心恶性肿瘤的可能。

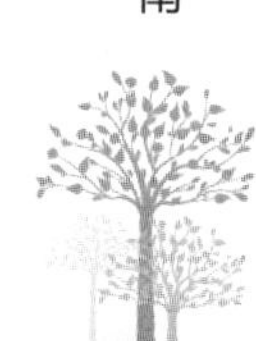

（2）黏膜病变：口腔黏膜常会发生色斑样病变，如白斑、扁平苔藓、黏膜黑斑、红斑等，这些病变长期存在可能会发生恶变。

（3）肿块：口腔内出现迅速增大的肿块，经治疗后不消退，或有溃疡倾向。

（4）牙齿松动：出现无症状的多数牙松动，往往是颌骨病变恶化的表现。

（5）张口受限：在排除颞下颌关节病后，应考虑口腔肿瘤。

（6）麻木：可能是肿瘤侵犯到神经系统的早期症状。

（7）颜面斑痣：色素痣是颜面皮肤常见的色斑病变，如近期出现色素加深、痒、痛、出血、淋巴结肿大等症状，应及时就诊（图 2-19）。

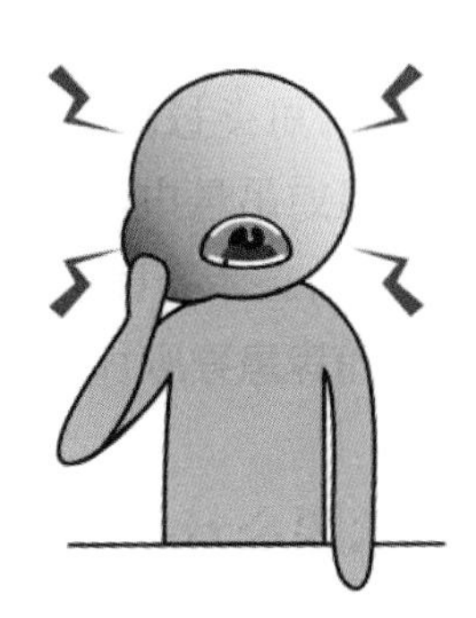

图 2-19 自我检查早期发现颌面部肿瘤

25. 孕妇有哪些检查项目不宜做

一般来说，孕妇不宜进行的检查有 X 线检查、CT 检查、磁共振检查等。这些检查可能引起胎儿畸形。心电图、彩超、抽血检查等，孕妇都是可以放心做的（图 2-20）。

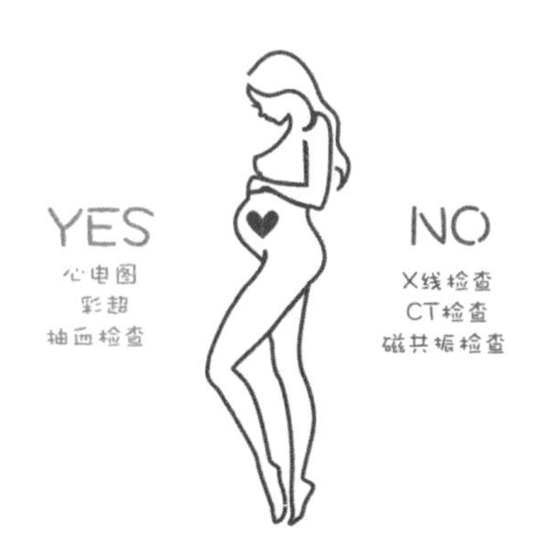

图 2-20 孕妇可以和不宜做的检查项目

第三章　口腔颌面部肿瘤的治疗

1. 良性肿瘤生长慢，是不是可以不用治疗

在口腔颌面部发现任何不适或异常，均应首先考虑到医院就诊，以保证尽早确诊，及时处理。即使有经验的医师配合完备的影像学检查资料，良性肿瘤的判断仍是有临床经验性的。需要手术切除取得病理“金标准”才能确诊。切取活检证实的良性肿瘤，因为切破良性肿瘤的包膜，肿瘤细胞包膜外定植风险大，仍然建议手术切除。此外，某些良性肿瘤，有一定概率会发生恶变，所以发现良性肿瘤应该到专科医院就诊，听取医师建议，获得最佳的治疗方案（图 3-1）。

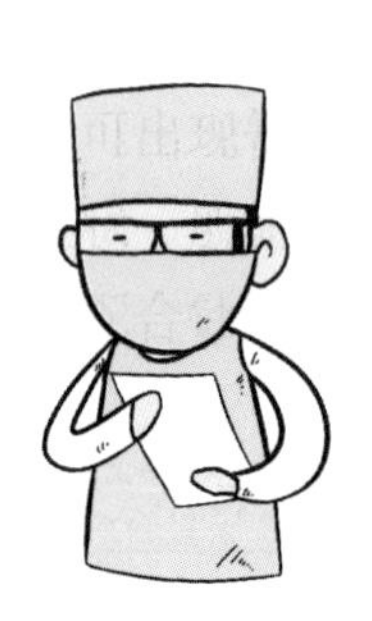

图 3-1　良性肿瘤需要规范治疗

2. 良性肿瘤是不是切除术后就不会复发

任何良性肿瘤因为手术原因或自身生物学特性都有可能复发。某些良性肿瘤，如牙源性角化囊性瘤、成釉细胞瘤、多形性腺瘤等，由于病变自身特性，切除后容易复发。因此，相对于恶性肿瘤，良性肿瘤复发概率较低，但绝不是不会复发（图 3-2）。

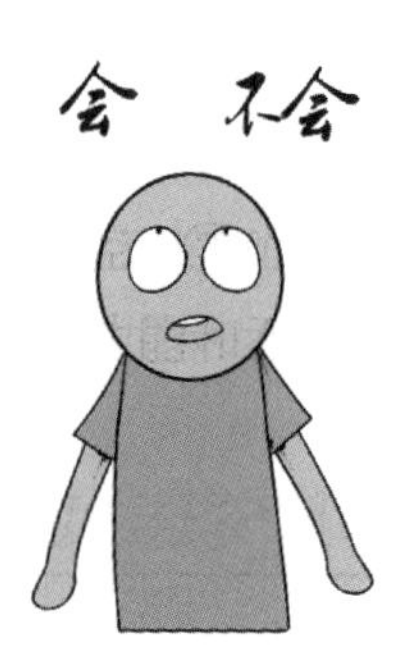

图 3-2　良性肿瘤切除术后也可能复发

3. 我的口腔颌面部疑似有肿瘤，什么情况下要立刻到医院就诊咨询医生，有哪些肿瘤可以先观察一下

原则上，在口腔颌面部发现任何不适或异常，均应首先考虑到医院就诊，以保证尽早确诊，及时处理。病变较小，生长较慢，无明显症状，且不在上述重要部位的良性病变，也应该在医师的指导下，结合自身情况，根据风险收益比来选择观察，定期复查，如有不适及时就医。而恶性肿瘤及癌前病变（如口腔黏膜经久不愈的白色或者红色病损），不能自行观察或等待，应尽快就医。

4. 是不是只要多切一些，就能保证我的肿瘤能根治

不尽然。肿瘤侵犯范围肉眼难以分辨，肿瘤切除范围既要保证切除的彻底性，又要考虑到切除后缺损的修复方案，以及给患者造成的形态和功能的影响。既不能切得太大，也不能太小，二者是相互矛盾和相互妥协的。肿瘤首次手术切除的彻底性是肿瘤治愈率的保证，对于大多数良性肿瘤，仅需要沿病变周围完整切除肿瘤即可获得良好的治疗效果，对于一些具有浸润性或易复发的良性肿瘤，可在病变周围 0.5cm 处的正常组织进行切除，保证切除的彻底性。而对于恶性肿瘤，会根据病变不同的种类，在病变周围 1.5cm 或更大的范围内进行切除。

5. 颌面部血管瘤怎么治疗

颌面部血管瘤多见于婴儿出生时或出生后不久，其具有自发性消退的生物学特点，病程分为增生期、消退期及消退完全期，因其发生年龄和生物学的特殊性，其治疗选择也不同。

婴儿的毛细血管瘤，对激素治疗敏感、生长迅速的婴幼儿，可试用泼尼松口服或瘤腔注射，可使肿瘤明显缩小及停止生长（图 3-3）。颜面部血管畸形对激素治疗不敏感，可于瘤腔内分区多次注射硬化剂，如 5%鱼肝油酸钠、10%明矾液等硬化剂等。对于保守治疗效果不佳的患者，需行手术切除，肿瘤切除的创面可直接缝合或局部皮瓣转移修复。

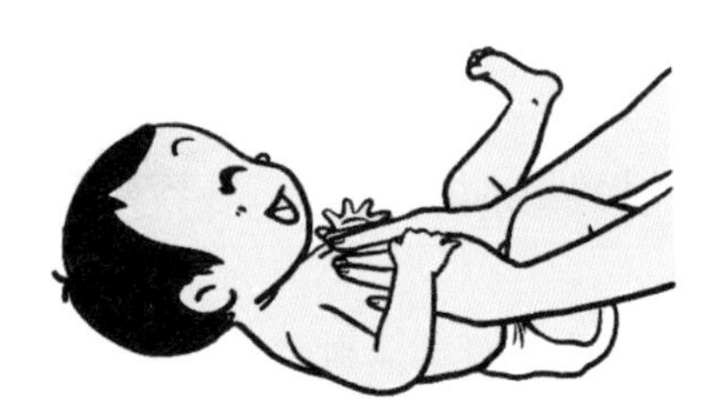

图 3-3　颌面部血管瘤的治疗

6. 牙龈瘤为什么要拔除累及牙齿甚至要切除颌骨

牙龈瘤常发生于牙龈乳头部，龈瘤虽然外观较局限，但其生长过程中可累及部分牙和牙槽突，甚至随着肿块的增大，可以破坏牙槽骨壁。牙龈瘤的治疗多采用手术切除，为了切除彻底，切口应在围绕病变的正常组织上，将病变波及的牙、牙周膜、骨膜及邻近的骨组织一并切除，创面缝合。若单纯切除肿瘤组织，则在牙周膜或牙槽骨内可残留部分牙龈瘤组织，肿瘤切除不完全，易造成术后复发。

7. 颌面部色素痣切除原则是什么

色素痣可以分为交界痣、皮内痣和混合痣三种，手术应在痣边界以外的正常皮肤上做切口，比较小的痣切除后，可以潜行剥离皮肤创缘，直接拉拢缝合。较大色素痣可考虑分期部分切除，容貌、功能保存均较好，但不适用于有恶变倾向者。一般可采用全部切除，邻近皮瓣转移或游离皮肤移植。如怀疑有恶变的痣，应采用外科手术一次全部切除活检（图 3-4）。

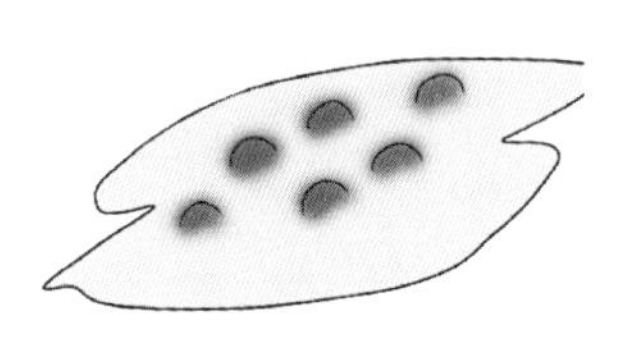

图 3-4　颌面部色素痣的切除原则

8. 甲状舌管囊肿为什么需要切除舌骨

甲状舌管囊肿常见于舌骨上下部，在舌骨体和囊肿之间可扪及坚韧的条索与舌骨体粘连，可随吞咽和伸舌运动而移动。甲状舌管囊肿和瘘的切除须完全，尤以有多数囊肿或瘘道分支时，舌骨中可能存在微小的副管，容易复发。切除舌骨中段及舌骨以上病变组织至为重要，在未能找到通向盲孔的明显管索时，亦应将舌骨与盲孔间正中线部位肌肉做柱状切除。

9. 鳃裂囊肿为什么容易复发

首先，鳃裂囊肿伴感染易被误诊为淋巴结炎或脓肿，行切开引流，易术后复发。其次，鳃裂囊肿或鳃裂瘘外口明确，但瘘管走行方向复杂，分支较多，难以将瘘管彻底切除，残留组织可导致复发。鳃裂囊肿和瘘管与重要组织结构粘连时，可导致手术切除不彻底，造成术后复发。鳃裂囊肿易发生感染，而反

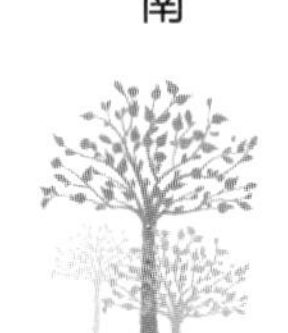

复感染易导致与周围组织的粘连，术中为避免损伤重要结构，会残留部分囊壁，导致术后复发（图 3-5）。

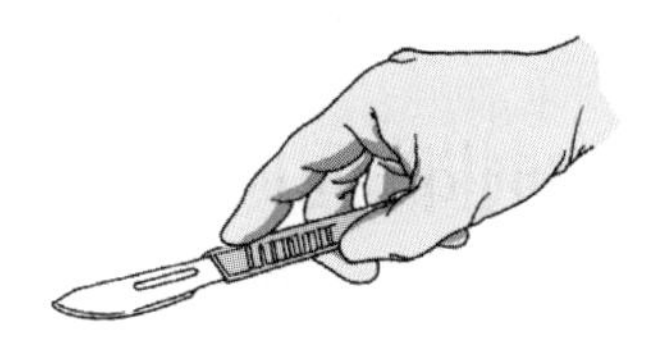

图 3-5 鳃裂囊肿容易复发

10. 颌下腺肿瘤手术方式及并发症是什么

颌下腺肿瘤大多限于腺体内，手术方式应保证根治，将肿瘤与颌下腺一同摘除。若肿瘤为恶性肿瘤，则在摘除腺体的基础上，需将肿瘤附近与肿瘤粘连的肌肉进行扩大切除，若恶性肿瘤为腺样囊性癌或与舌神经粘连需连同舌神经一同切除。

颌下腺浅层有面神经下颌缘支穿行，手术可能损伤面神经致口角歪斜；颌下神经节通向颌下腺的分泌支与舌神经相连，在摘除颌下腺时该分泌支需切断，故手术时可能损伤舌神经致舌体麻木。

11. 舌下腺肿瘤手术方式及并发症是什么

舌下腺肿瘤位于舌下腺内，手术时需将肿瘤连同舌下腺一同摘除，若肿瘤为恶性肿瘤，则在摘除腺体的基础上需行周围软组织的扩大切除或下颌骨部分切除，若恶性肿瘤为腺样囊性癌或与舌神经粘连，则需切除舌神经（图 3-6）。

舌下腺深面有舌神经及颌下腺导管存在。手术时可能损伤舌神经致舌体麻木。舌下腺术后导管可能堵塞，致颌下腺出现一段时间的肿胀，严重者可能发生颌下腺炎。

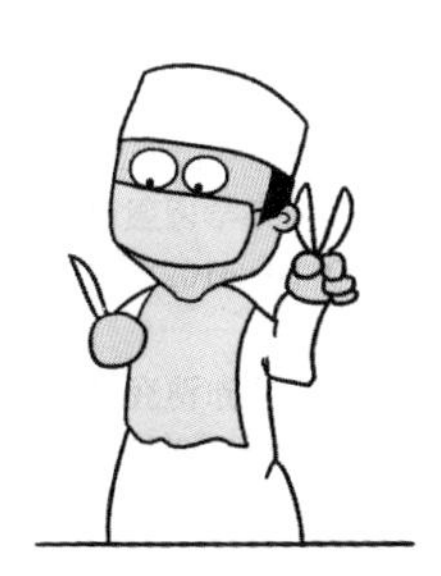

图 3-6 舌下腺肿瘤的手术方式

12. 腭部包块手术方式及并发症是什么

腭部肿瘤若为良性肿瘤则仅将肿瘤完整切除即可，根据颌骨破坏情况处理上颌骨；若肿瘤为恶性，根据术前患者检查及术中大体所见判断患者肿瘤的破坏范围，行上颌骨部分切除术、上颌骨次全切除术或扩大切除术。

切除上颌骨的患者会有牙列缺损、口鼻相通等术后并发症，会对发音、进食等功能及外形有不同程度的影响，如口鼻相通会造成说话带鼻音，不易听清；上颌骨缺损会容易导致进食时食物或水进入鼻腔；范围较大的上颌骨手术需要于面部行切口，上颌骨的缺损容易导致面部塌陷，对患者的外形造成一定的影响。此外，部分患者肿瘤范围波及框底时手术范围会涉及框底，切除后会导致复视症状，甚至失明，更甚者手术时即需将眼球摘除。

13. 腮腺包块手术方式及并发症是什么

腮腺肿瘤位于腮腺内，若只摘除肿瘤不摘除腮腺，其残留的可能性非常高，复发概率极大，故腮腺肿瘤摘除时需连同周围腺体一同摘除。

腮腺有面神经各个分支穿行，手术时会仔细保护面神经各支，仅摘除腮腺及肿瘤，但在手术过程中因牵拉止血等措施难免使面神经受损，会出现面瘫症状（如额纹消失、眼睑闭合不全、鼻唇沟变浅、口角歪斜、鼓腮漏气等），不过只要神经未被切断均可恢复。摘除腺体后面神经会直接与皮肤深层接触，形成交通支，会导致术后患者进食时在面神经控制腮腺分泌唾液的同时控制术区皮肤的汗腺分泌汗液，该现象称为味觉出汗综合征，术者可选择于面神经表面放置组织补片促进该处瘢痕形成，以隔绝交通支的形成从而避免该并发症的发生。耳大神经位于腮腺后方，部分患者的耳大神经会穿入腮腺内，手术时可能会损伤或切断耳大神经导致耳郭麻木，不过不会影响听力及耳朵外形。若腮腺肿瘤为恶性肿瘤，不管肿瘤位于腮腺何处均应将腮腺全叶切除，若肿瘤与周围软组织或面神经粘连，均应行扩大切除术或面神经切断术（图 3-7）。

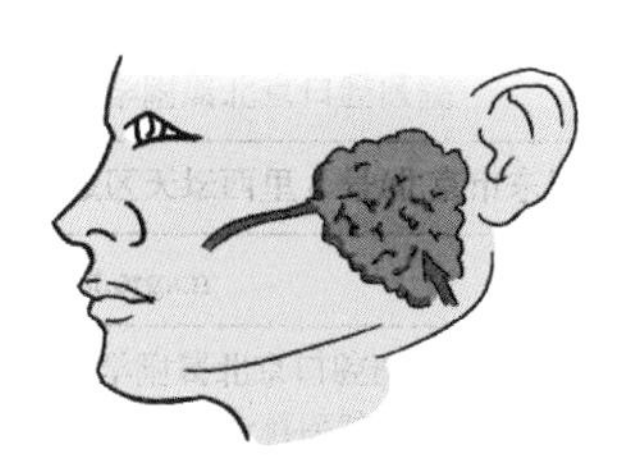

图 3-7　腮腺包块手术方式及并发症

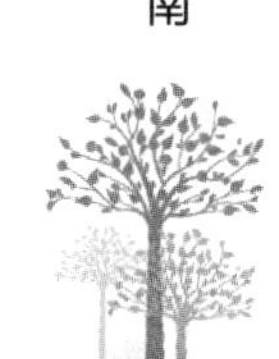

14. 有的腮腺手术患者术后为什么会出现面瘫症状

支配面部表情肌的面神经从腮腺中穿过，在摘除腮腺的过程中，医生要仔细剥离面神经后才能将腮腺摘除。在操作过程中势必对面神经造成不同程度的损伤，因此术后出现面神经功能障碍（如额纹消失、眼睑闭合不全、鼻唇沟变浅、口角歪斜、鼓腮漏气等），但一般来说只要面神经各支完整保留，面神经功能会逐渐恢复。某些良性肿瘤中面神经从瘤体穿过，或者恶性肿瘤与面神经粘连都可能需要切除面神经，术后出现面瘫症状（图 3-8）。

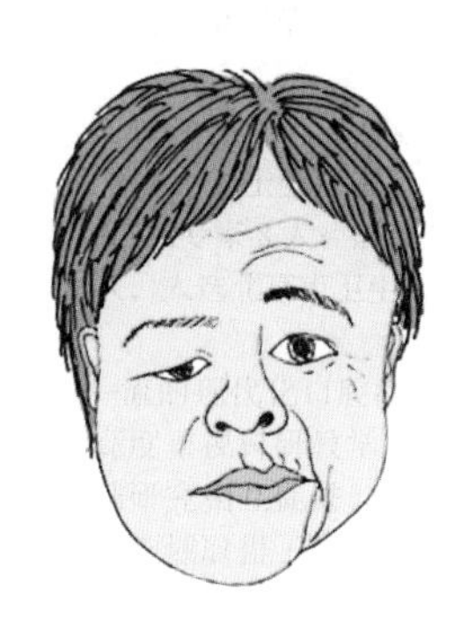

图 3-8　腮腺手术后出现面瘫

15. 为什么腮腺手术要放组织补片

放置组织补片的目的是防止味觉出汗综合征的出现。腮腺手术后，面神经与邻近组织直接接触，可能出现面神经与交感神经的短路，和电线短路搭错是相同的道理。这种短路的后果就是每当唾液要分泌时，腮腺区局部的皮肤发红、出汗，影响美观，给生活造成不便。为预防这种情况出现，需要在面神经和邻近组织之间放置组织补片，隔离两者，防止神经短路。

16. 腮腺肿瘤患者什么情况下需要切断面神经

由于面神经功能的重要性，在大多数情况下，专科颌面外科医师会尽量保留面神经。但是，如下情况，保留面神经对患者来说风险大于收益，临床上多考虑切断面神经吻合甚至直接切除面神经：①术前有面瘫者；②术中发现面神经穿入肿瘤者；③面神经与肿瘤紧贴，且肿瘤的类型为高度恶性肿瘤者；④术中发现面神经明显增粗、变色或质地改变者。

17. 腮腺手术这么可怕，能不能只摘除包块即可

不可以。多数唾液腺肿瘤，即使是良性肿瘤，包膜也不完整，采用单纯沿包块边缘剥离的方法，常有复发，故手术原则是在包膜外的正常组织内进行切除，同时切除部分或全部腺体（图 3-9）。

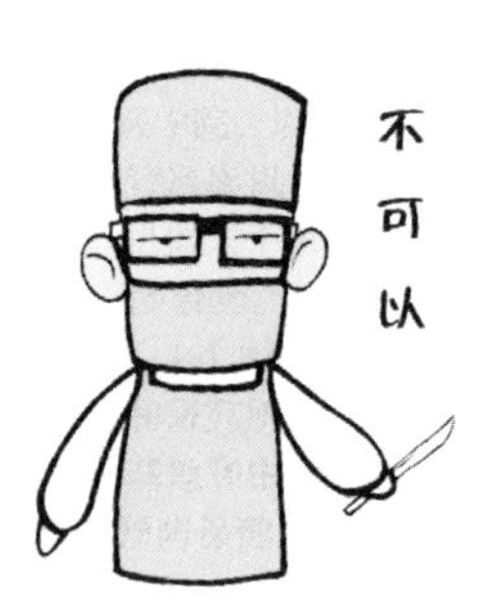

图 3-9　腮腺手术不能只切除包块

18. 腮腺区穿刺活检可靠吗

采用穿刺活检，对良恶性肿瘤诊断的准确率是 94.6%，其中良性肿瘤诊断准确率 96.9%，恶性肿瘤为 89.4%，但对肿瘤的具体类型，该方法诊断准确率在 80%左右。因此，穿刺活检可以作为术前病变定性的重要依据（图 3-10）。

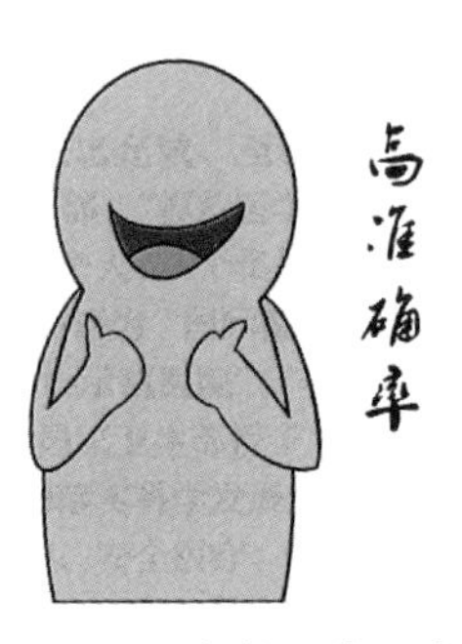

图 3-10　腮腺区穿刺活检准确率较高

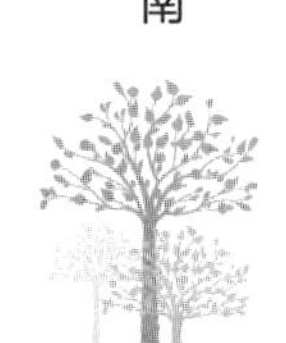

19. 为什么头颈部有些肿瘤的诊断不能做活检

口腔颌面外科中有以下几类肿瘤术前不应取活检诊断：

（1）恶性黑色素瘤：是一种恶性程度极高的肿瘤，易沿血液和淋巴循环系统发生转移，术前局部切取活检易造成恶性黑色素瘤生长加速，并发生远处转

移，造成手术效果不佳，甚至无法手术。

（2）血管瘤：高度怀疑为血管瘤的肿瘤不应进行活检，活检过程中可能会出现难以控制的出血情况，目前有增强 CT、DSA 等方案可以辅助诊断血管瘤。

（3）腮腺、舌下腺和颌下腺肿瘤术前也通常不做活检，涎腺肿瘤均需将腺体和瘤体一同切除，活检易造成肿瘤细胞突破包膜，使得肿瘤扩散。

20. 为什么肿瘤看上去不大，手术切除范围这么大

为保证肿瘤的根治，肿瘤手术切除方式均应在正常组织内进行。良性肿瘤生长方式多为压迫周围组织的膨胀性生长，多具有包膜，手术过程需于包膜外正常组织内切除；涎腺肿瘤需要摘除部分涎腺；而恶性肿瘤为浸润性生长，肿瘤组织向周围正常组织外周和深部浸润，手术需有 1~2cm 的安全边界。因此，我们肉眼看到的肿瘤范围仅是冰山一角，但在肿瘤周围的组织深部还隐藏着大量肿瘤组织，有可能还存在隐匿性的肿瘤细胞，为了防止术后复发，获得较好的术后效果，手术过程中需要切除比看到的肿瘤更大的组织范围。

21. 口腔颌面部癌前病变是什么，都有什么特征

癌前病变严格的定义是“具有形态学改变的组织，这种组织较其对应的、明显正常的组织，更容易发生癌”，通俗讲就是继续发展下去具有癌变可能的某些病变。癌前病变并不是癌，因此不应将癌前病变与癌等同起来。癌前病变不会全部演变成癌，但恶变的可能性较大，甚至可以达到 60%。所以既不能把癌前病变扩大化，把一些不属于癌前的病变按照癌症来处理，又不能因为癌前病变不是癌而忽视对其的治疗。在口腔颌面部最常见的癌前病变是口腔黏膜白斑，其特征为口腔黏膜上的白色斑块，不能被擦掉，如去掉局部可能的刺激因素后病变也无法消退。白斑可发生于口腔黏膜的任意位置，其病因多与口腔黏膜局部长期刺激有关，如破碎的牙冠或过锐牙尖反复刺激口腔黏膜，也与吸烟和咀嚼槟榔密切相关。临床表现为口腔黏膜表面的灰白色或乳白色斑块，边界清晰，舌舔时有粗糙感。另外，口腔黏膜红斑、黏膜良性淋巴组织增生病和交界痣等也属于口腔颌面部癌前病变（图 3-11）。

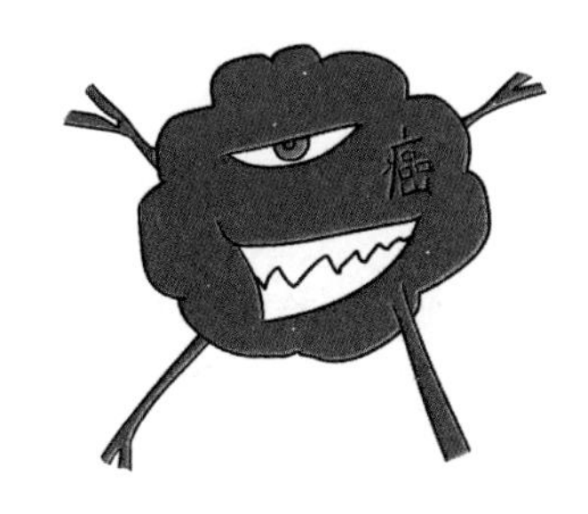

图 3-11　口腔黏膜癌前病变

22. 口腔颌面部癌前病变会不会都会恶变

口腔潜在恶性病变和状态主要包括：白斑，扁平苔藓，红斑，口腔黏膜下纤维性变，黑斑等。这些病变和状态根据病损、个体差异、刺激因素、家族遗传易感性、职业因素、环境污染、免疫情况，如 HIV 感染等、病毒感染等具体差异，发生恶变的概率也不同，某些病损恶变率超过 60% 。一旦发现相关的癌前病变和状态应及时就诊，根据医师的建议进行预防或者治疗，必要时应扩大切除病变。

23. 癌前病变不是癌症，是否也要手术切除才能根治

癌前病变如果正规进行治疗，去除相关刺激因素仍然存在，或者已出现恶变或经过长期正规治疗无明显好转者，应该考虑手术切除。

24. 头颈部恶性肿瘤容易复发吗

在我国，头颈部晚期恶性肿瘤的 5 年生存率不足 50%。由于口腔癌发生部位的特殊性，重要的功能性结构如颅底、颈内动脉等无法切除，还需要考虑美观功能等因素局限了肿瘤的切除范围，Ⅲ期和Ⅳ期的口腔癌多存在切除安全边界不足等问题，而原位癌和Ⅰ期与Ⅱ期的口腔癌通过手术切除联合综合治疗可以达到较好的疗效。总而言之，口腔癌只要做到早发现、早治疗，大多可以获得较好的治疗效果，而对于晚期的口腔癌患者，则更容易复发转移，需要严密回访。

25. 如何避免头颈部恶性肿瘤复发

在预防头颈部恶性肿瘤复发的过程中，首先要做到早发现、早治疗，在口腔颌面部发现包块或者迁延不愈的溃疡要及时于医院就诊，如果是癌或者癌前病变要及时治疗，才能获得较好的治疗效果，减少术后复发概率。其次在治疗过程中，需要遵循正规医院医师制订的治疗方案，与医师一起共同对抗恶性肿瘤，根据个体特性如年龄、病理类型、疾病的分期分级、手术根治效果等选用合适的综合治疗方案。最后个人要保持良好的心态面对疾病，规范生活饮食和作息，保持愉悦的心情，完成治疗，定期到医院复查，出现小的异常现象及时处理。

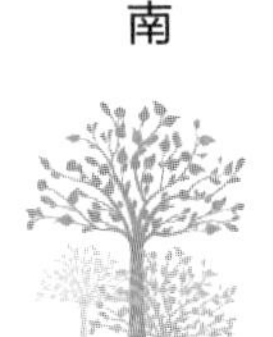

26. 头颈部肿瘤综合治疗的原则是什么

头颈部肿瘤由于发病原因复杂，种类多样性，没有完全一样的治疗方案，但总的原则是需要在相关专业医院联合手术、放疗、化疗、生物靶向治疗及中医中药治疗等多种手段进行综合治疗。早期诊断和早期治疗是头颈部恶性肿瘤治疗成功的不二法则，一旦罹患头颈部恶性肿瘤，需要对其进行综合治疗，根据患者的机体状况，肿瘤的病理类型、侵犯范围（病期）和趋向，有计划地、合理地应用现有的治疗手段，以期较大幅度地提高治愈率；改善患者在治疗后的生活质量。综合治疗强调合理、有计划地综合应用现有治疗手段，而不是多种治疗手段的简单相加。综合治疗的主要原则如下：

（1）各种治疗方法安排的顺序要符合肿瘤细胞生物学规律，针对不同病理类型、不同分化程度的肿瘤，选择不同的治疗方案.

（2）要有合理的、有计划的安排。全面分析和正确处理肿瘤在临床上的局部与整体的关系,充分认识各种治疗手段的适应证和限制,具体分析各个阶段中的主要矛盾。

（3）重视调动和保护机体的免疫能力。

27. 头颈部恶性肿瘤单纯手术能治愈吗

手术是治疗恶性肿瘤不可或缺的治疗手段。对于Ⅰ、Ⅱ期患者，手术和放疗是治愈性疗法，Ⅲ、Ⅳ期患者需多学科的综合治疗，目前应用较多的是手术加放疗。对已发生转移的头颈部癌，姑息化疗已是临床常规手段，通常以化疗为主，辅以放疗或辅助手术治疗。对于晚期的头颈部癌患者，术后辅以放疗或化疗，可以预防肿瘤复发，提高生存期。因此对于原位癌和Ⅰ、Ⅱ期癌症患者单纯手术多可获得较高的治愈率，但对于Ⅲ、Ⅳ期癌症患者，单纯手术常不能保证切除边界的安全性，多需要补充放疗、化疗来预防复发转移（图 3-12）。

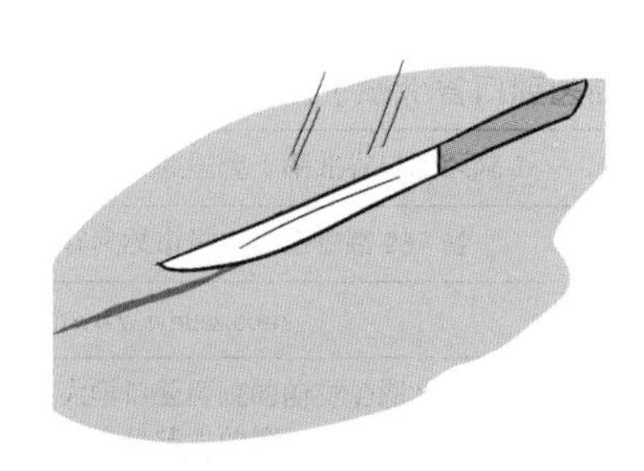

图 3-12　手术是头颈部恶性肿瘤不可或缺的治疗手段

28. 哪些口腔颌面部肿瘤患者不需要进行外科手术治疗

目前某些口腔颌面部肿瘤患者不需要进行外科手术治疗：

（1）婴儿或儿童的血管瘤对激素治疗敏感，可口服或瘤腔内注射激素，使肿瘤得到明显缩小或停止生长。

（2）面部的微静脉畸形，对光化学治疗敏感，激光治疗具有较好的效果。

（3）淋巴瘤是原发于淋巴结或淋巴组织的恶性肿瘤，恶性淋巴瘤是具有相当异质性的一大类肿瘤，虽然好发于淋巴结，但是由于淋巴系统的分布特点，使得淋巴瘤属于全身性疾病，几乎可以侵犯到全身任何组织和器官，应该到血液内科就诊。

（4）晚期恶性肿瘤，肿瘤浸润范围广，且多伴有远处转移，患者也有恶病质表现，身体条件差，多无法承受手术且没有手术指征。

（5）全身基础疾病严重，如近期心肌梗死，无法控制的糖尿病等，严重的心功能损害，全身多器官衰竭的患者等，应仔细评估风险与收益。

29. 口腔颌面部肿瘤患者外科手术治疗后有哪些功能受影响

口腔颌面外科手术后可能会损伤多个口腔解剖器官，每个功能器官切除后可能出现相应的功能障碍。如舌部肿瘤切除术多会损伤舌体组织，造成语音不清，甚至造成语言障碍，部分患者也会出现味觉减退。颊部肿瘤术后可出现瘢痕挛缩，若不及时进行开口训练，则可导致张口受限，甚至牙关紧闭。下颌骨肿瘤若需下颌骨节段切除，可导致牙列缺损，影响咀嚼和咬合功能。上颌骨肿瘤行上颌骨全切或扩大切除术，能导致口鼻相通，进食时，食物可从鼻腔溢出，且造成语音困难，可通过赝复体改善。唾液腺肿瘤，肿瘤组织多需连同腺体组织一同切除，切除涎腺组织会影响唾液分泌，出现口干症状等。头颈部手术切口，术后会出现瘢痕，影响美观。每个手术影响范围不尽相同，但是多数功能影响可通过术后康复训练、口腔专业修复得到一定程度的恢复。

30. 口腔癌患者为什么需要治疗颈部

口腔颌面部具有丰富的血液循环和淋巴管，加上口腔组织运动频繁，因此发生于口腔颌面部的恶性肿瘤浸润生长较快，在行使日常的咀嚼、言语及吞咽等功能过程中也对肿瘤组织不断进行刺激，因此口腔颌面部恶性肿瘤更容

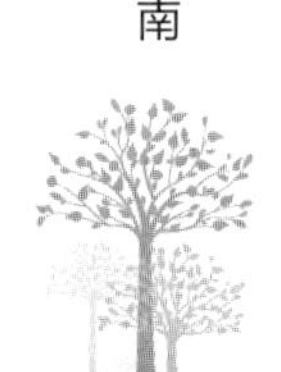

易发生转移。口腔恶性头颈部肿瘤发病率最高的是鳞状细胞癌，而颈部淋巴系统是其转移的重要通道，颈淋巴结转移常在一侧，而有些如舌背或者越过舌体中线的舌癌可向对侧淋巴结转移,舌尖部癌可以转移至颏下或颈深中淋巴结。因此口腔颌面部恶性肿瘤常需要根据肿瘤的分级及颈部淋巴结的状况选择合适的颈淋巴清扫术，可有效预防和治疗其复发转移，获得较好的治疗效果。

31. 什么是联合根治术

联合根治术是需行颈淋巴清扫的恶性肿瘤选用的手术方式，在术中首先切除颈淋巴系统，将颈淋巴系统连同原发灶、部分颌骨及颈部淋巴组织，将以上组织联合切除而不是分块切除，提高患者生存率（图 3-13）。

联合根治术适用于颊舌口底等黏膜癌的原发灶范围较广，已累及肌肉或下颌牙龈与颌骨，伴有颌下或颈部淋巴结肿大，疑有或已有颈淋巴结转移，尚有彻底切除可能者。

禁忌证：

（1）原发灶或转移灶范围过广，已难以手术切净者。

（2）已有远处转移者。

（3）癌肿晚期已出现恶病质或心、肺、肝、肾重要脏器有严重功能障碍，难以承受根治性切除手术者。

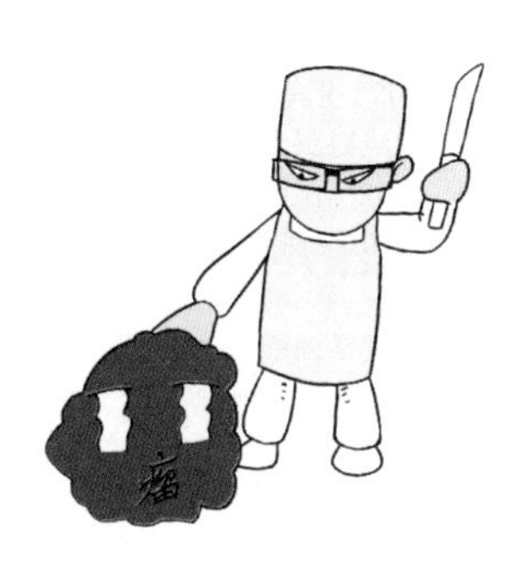

图 3-13　联合根治术

32. 联合根治术有哪些并发症

联合根治术常见的并发症是伤口感染，皮瓣坏死，迷走神经等重要神经损伤，胸导管损伤，大血管损伤，面神经下颌缘支损伤，创腔内出血及呼吸道梗阻，咬合关系错乱，涎瘘等。

33. 切除口腔颌面部软组织肿瘤后常用的缺损修复方法有什么

口腔颌面部软组织缺损主要见于舌、颊、腭、唇、面部皮肤等处。对于较小的软组织缺损，直接拉拢缝合是创伤最小的方法。但对于无法直接缝合的创面，只能采用其他部位的组织进行修复，一般可以选择创面邻近的组织进行修复，也可以将远离创面的其他部位的组织（如前臂、大腿、腹部、背部等）移植到创面进行修复。另外，也可以采用人工材料进行缺损的修复。

34. 口腔手术为什么要在全身取皮瓣组织

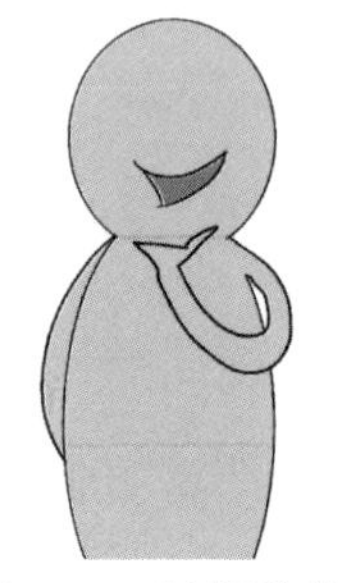
图 3-14　口腔手术要在全身取皮瓣

口腔颌面部是人体十分重要的组织结构，具有呼吸、吞咽、咀嚼及美观等功能，对人体生理、心理和社会活动具有十分重要的作用，因此口腔颌面部手术具有一定的特殊性,不但需要切除肿瘤组织，而且要兼顾恢复其功能和美观，但由于口腔颌面部的局限性，多无法通过辅助切口和利用周围组织达到其恢复目的，就需要在保留其他部位重要功能前提下，从身体其他部位切取部分皮肤肌肉及骨组织来关闭创口，恢复口腔颌面部的功能和外形（图 3-14）。

35. 皮瓣手术通常选用的取皮瓣区有哪些

皮瓣手术分为多种类型，直接皮肤血管皮瓣多取自腹股沟，肌皮血管皮瓣多取自胸大肌和背阔肌，动脉干网状血管皮瓣多取自前臂，肌间隔血管皮瓣多取自上臂内外侧、股前内外侧，带骨的皮瓣可采用胸大肌带肋骨，斜方肌带肩胛骨，以及髂骨和腓骨。

36. 皮瓣移植失败了怎么办

在皮瓣移植后由于血运不畅导致皮瓣淤血或供血不足，若发现较早可及时再次手术，术中根据皮瓣状况可选择再次吻合或者摘除皮瓣。若因感染原因导

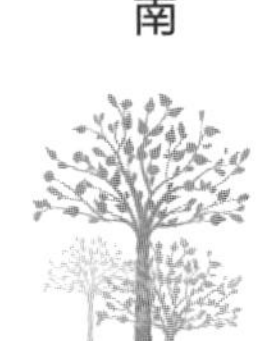

致皮瓣坏死，可以不断清创处理，切除坏死组织。缺损组织如果范围不大，可以考虑直接拉拢缝合，如果范围较大，可考虑控制炎症及水肿后再次皮瓣移植。骨缺损的患者可考虑牵张成骨恢复骨的连续性。

37. 做了皮瓣手术后还能做放疗吗

对于需要放疗的患者，皮瓣术后一个月左右，在皮瓣恢复良好后需及时放射治疗。皮瓣移植后一个月可成功重建皮瓣的血液循环，与周围组织初步愈合，放疗在保证一定剂量的前提下，既可以有效杀伤肿瘤细胞，又可以不对皮瓣组织造成不可逆创伤，因此，皮瓣术后一定时间后可行放射治疗。

38. 为什么有些颌骨囊肿手术相关牙齿术前需要做根管治疗

某些完整牙根尖区域位于囊性病变内，或者可能暴露于治疗后的骨腔内，术后可能出现牙髓症状，因此术前应该根据治疗方案选择治疗。根管治疗的目的主要是预防囊肿范围内牙齿的牙髓在手术过程中受到创伤，术后牙髓坏死，增加患者痛苦，损害患者咬合功能。另外，也可以防止根管内的细菌进入囊肿术后的创面，造成感染。

39. 哪些颌骨肿瘤可以保留颌骨

一般而言，体积较小、病变局限、不向颌骨孔隙内扩散、血管成分较少的良性肿瘤，如牙瘤、牙骨质瘤等，可考虑做局部切除或刮治，保留剩余颌骨。而对于成釉细胞瘤、牙源性角化囊性瘤等单纯刮治不能彻底治疗的良性肿瘤，即使体积很小，也要扩大切除范围，将病变边缘的正常骨质进行切除。对于血管成分较丰富的颌骨肿瘤，如颌骨内血管瘤，单纯刮治容易造成大出血，只能连同周围颌骨一并切除。对于邻近或侵犯颌骨的恶性肿瘤，为保证切除彻底性，必须做颌骨的切除，以防止术后复发（图 3-15）。

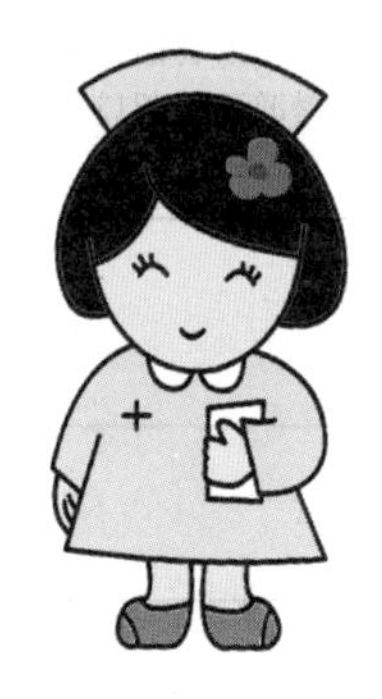

图 3-15　一些肿瘤可以保留颌骨

40. 为什么有些良性肿瘤也要切除颌骨

某些良性肿瘤累及颌骨病变范围较大，颌骨组织与肿瘤组织无法分离，反复刮除可能导致疾病恶变，因此需要切除颌骨；而有些良性肿瘤如成釉细胞瘤等，肿瘤生物表现差，肿瘤的细胞可沿骨骼中松质骨的孔隙或骨骼内的管状结构浸润生长，为保证肿瘤根治需要切除颌骨。此外，某些良性肿瘤血运丰富，骨内有畸形血管如颌骨中央血管瘤等，刮治良性肿瘤无法止血，必须沿正常颌骨整体切除。

41. 颌面部肿瘤术后骨缺损有哪些修复方式

口腔颌面部骨组织缺损主要见于上颌骨和下颌骨，可以将自己身体其他部位的骨组织移植到缺损处进行修复，也可以采用经过处理的他人的骨组织、动物骨组织及人工材料等。目前，修复效果最好的是应用自体骨组织，可细分为血管化和非血管化骨移植。血管化骨移植是将供养移植骨的血管与缺损区的血管嫁接起来，使被移植的骨组织能在新的部位生长存活。而非血管化骨移植是依靠缺损区的血管长入移植骨中，如同树根深入土壤。供骨的来源有很多，如肋骨、腿骨（腓骨）、盆骨（髂骨）等（图 3-16）。

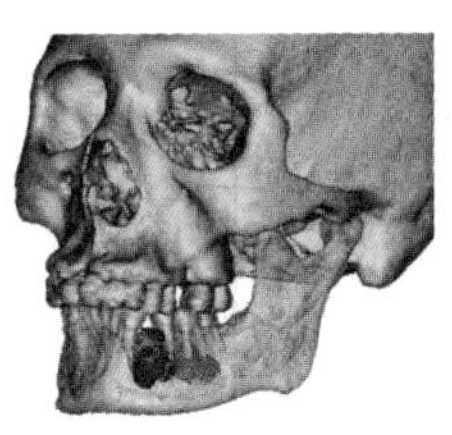
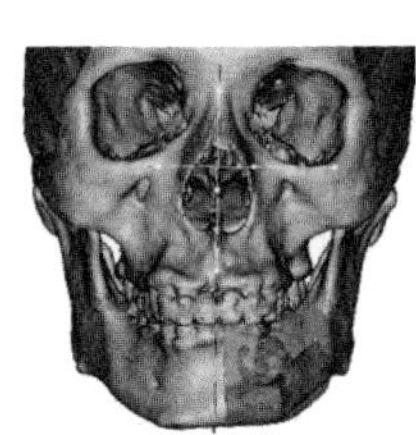
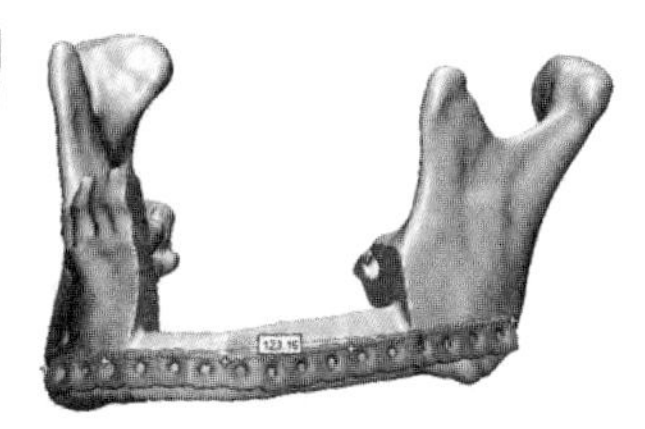

图 3-16　下颌骨缺损修复

42. 游离植骨术后并发症有哪些

术后并发症分为供区并发症和受区并发症两类。首先，供、受区在术后均可出现疼痛，肿胀，感染，功能障碍等常见并发症。根据供区不同，并发症存在差异。如使用髂骨者，术后早期出现行走困难，伤及盆腔出现肠梗阻或疝气等；使用腓骨者，术后行走困难，脚趾感觉运动障碍等。使用肋骨者，术后出现气胸，肺损伤等并发症，患者出现深呼吸不适等。受区常见的并发症有炎症、感染、口腔黏膜穿通或伤口裂开，以及邻近牙齿受损，牙髓失去活力等并发症。

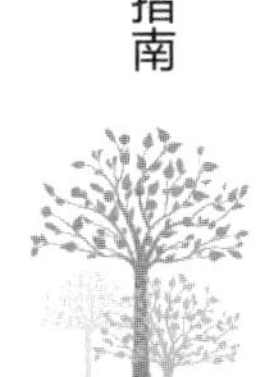

43. 颌面部肿瘤术后的重建板、小夹板需要取出吗

一般术后愈合良好，颌骨可以承担下颌运动和咀嚼的力量时，可按治疗计划二期取出或者不予取出。但如果愈合不良，出现颌骨感染或排异反应，必须尽快取出，防止病变恶化。对于断裂的重建板和小夹板也需要尽快取出。而对于颌骨缺损未植骨的患者，植入重建板是为了保持颌骨的连续性，因此不能早期取出。

44. 口腔颌面部肿瘤患者有哪些治疗方法

口腔颌面部的治疗包含了机体和疾病两个方面，强调肿瘤的治疗是有计划合理采用不同学科的有效治疗。比较各种不同的肿瘤治疗方法可以知道，任何方法具有其优势和不足。单一方法治疗不能取得治愈的情况下，联合应用不同的方法可以弥补不足。从解剖的角度看，治疗原发部位的肉眼可见的肿瘤以外科治疗和放射治疗效果较好，全身化疗和生物治疗可能杀灭亚临床转移灶。此外，微波治疗、放射性核素治疗、免疫治疗、基因治疗、中医中药治疗、热疗、冷冻治疗、营养治疗、心理治疗、姑息治疗等治疗方案均可以选择。

45. 口腔颌面部肿瘤可以自愈吗

不会。肿瘤是一种细胞疾病，打破了细胞生老病死的规律，细胞变成永生不死的状态。肿瘤细胞相对于正常细胞，就像一个正常人走上了不归路。肿瘤细胞由正常的细胞转变而来，能够逃避自身免疫系统的监视，因此无法依靠自体的力量达到肿瘤的自愈（图 3-17）。

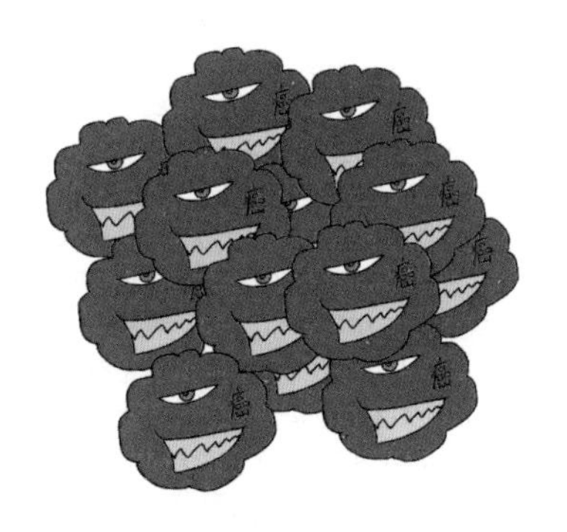

图 3-17　口腔颌面部肿瘤不会自愈

46. 口腔颌面部肿瘤可以治愈吗

口腔颌面部的良性肿瘤，在接受正规系统的治疗后，大多数是可以治愈的。就口腔颌面部恶性肿瘤现在学术界没有公认的明确治愈的标准，但是在临床实践中，结合长期经验，一般认为的治愈是指在临床检查及影像学检查显示肿瘤不存在，肿瘤相关化验指标正常，肿瘤治疗后能生存 5 年以上者可认为肿瘤临床治愈。但是唾液腺癌与鳞状细胞癌生存曲线和生存率明显不同，由肿瘤生物学特性决定，对低度恶性唾液腺癌，如高分化黏液表皮样癌、腺泡细胞癌等，对其预后及治疗效果评估应以 10 年及 15 年为标准。

47. 口腔颌面部肿瘤治疗的基本原则是什么

良性肿瘤的治疗，一般以手术为主，预后较好，但是某些特定的良性肿瘤，如巨大血管瘤等，应首先考虑局部注射药物。肿瘤切除后应常规行病理检查，证实有恶变者，应按恶性肿瘤处理。恶性肿瘤以多学科综合治疗为治疗原则，即根据患者的身心状况、肿瘤的具体部位、病理类型、侵犯范围和发展趋向，结合最新知识，有计划地、合理地应用现有的多学科各种有效治疗方法，以最适当的费用取得最好的治疗效果，同时最大限度地改善患者的生存质量。

48. 口腔颌面部肿瘤治疗的关键是什么

口腔颌面部肿瘤防治的指导思想是早发现，早诊断，早治疗。作为患者应对一些可疑病变加以警惕，及时就医。早期诊断明确，即明确具体的肿瘤种类，以便明确治疗方案，采取积极、有效、系统的综合治疗手段，使患者获得最佳疗效，避免肿瘤复发，加速患者康复，往往对最终的效果起到非常关键的作用。因此需要患者及家属到正规的肿瘤医院或肿瘤专科，对疾病进行正确的诊断，并制订合理的个性化治疗方案。对晚期难以治愈的患者应努力减轻其痛苦，改善生活质量，延长寿命（图 3-18）。

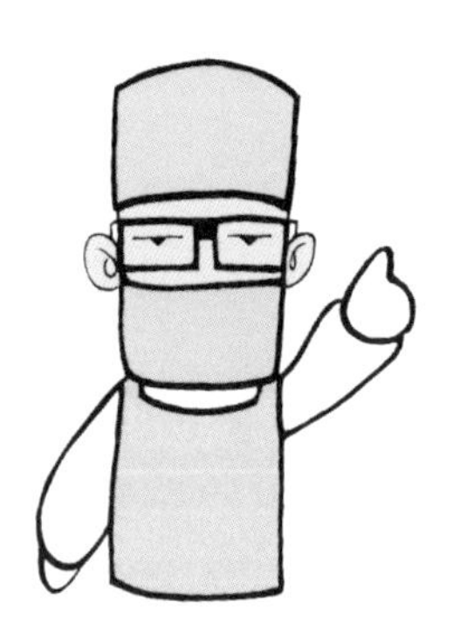

图 3-18 口腔颌面部肿瘤治疗的关键

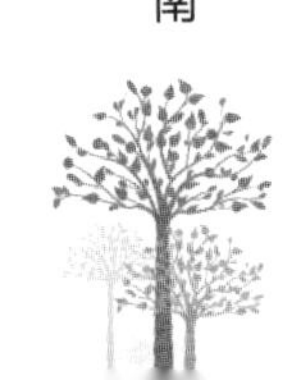

49. 常用口腔颌面部肿瘤治疗手段都有哪些不足之处

口腔颌面部肿瘤的手术治疗常常破坏咀嚼器官的完整性，无论是否修复均造成相当程度的咀嚼吞咽困难，影响患者进食、语音和其他口腔功能。术后营养状态急剧下降，术后可能处于负氮平衡状态。对于较大范围的切除手术，极易影响患者外貌，对患者的心理造成创伤。而手术本身对全身的健康状况也有很大影响。口腔颌面部的放射治疗表现为局部皮肤或黏膜脱落、溃疡或糜烂，迁延不愈，口干，骨质破坏，继发骨骼感染化脓，破坏味觉、嗅觉等感觉功能，诱发龋齿，影响进食等。口腔颌面部的化学药物治疗，最主要的不良反应是造成患者恶心、呕吐、厌食、口腔黏膜发炎等。另外，化学药物可以影响机体的营养状况，由于持续的呕吐、患者可伴有水电解质紊乱。

50. 放化疗对头颈部恶性肿瘤患者身体损伤很大吗

头颈部恶性肿瘤患者进行放化疗时会不可避免地合并发生骨髓抑制及放射性反应与损伤。在对口腔及其周围组织进行的放射治疗中，各种损伤的表现依照不同的组织、放射特点，可以表现出各种不同的临床症状。其中，尤其以放射性口腔黏膜炎、放射性口腔干燥症、放射性龋齿、放射性骨坏死、张口受限等为常见。而化疗则对全身各个系统都会有不同程度的损伤，出现骨髓抑制最常见。

51. 口腔颌面部肿瘤患者的化疗治疗方案制订原则是什么

首先判定患者的全身情况、肿瘤情况是否符合化疗适应证，根据患者相关评分、治疗目的选择用药方案，化疗期间还需使用治疗相关并发症的药物缓解患者的不适，定期查血等检查以及时对症处理。

52. 化疗的全身副作用主要有什么

主要的副作用包括：①药物局部引起疼痛、肿胀、硬结、静脉炎形成；②过敏反应；③骨髓抑制；④胃肠道毒性；⑤皮肤毒性；⑥心脏毒性；⑦肺毒性；⑧肝毒性；⑨泌尿系统不良反应；⑩神经系统反应等；⑪延迟反应等。

化疗是降低恶性肿瘤发生发展的重要治疗手段，医师会根据患者的全身情况随时监控和评估治疗风险收益，此外同样的药不同的人反应也不一样，出现不良反应时医生会做相应的处理，因此不必恐惧化疗的全身副作用（图 3-19）。

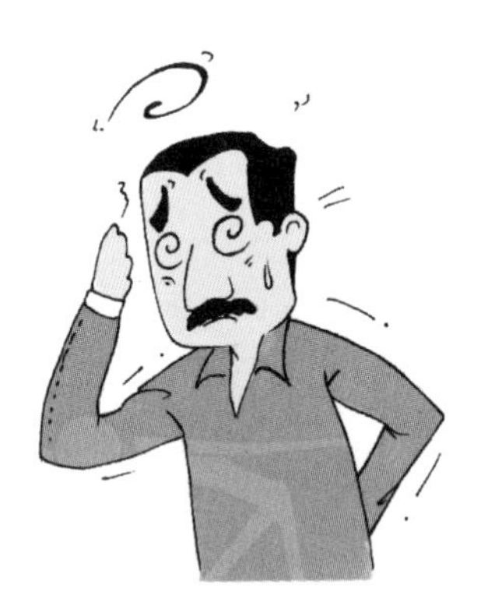

图 3-19　化疗的副作用

53. 口腔颌面部肿瘤患者的放疗治疗方案制订原则是什么

头颈部集中了许多重要器官，控制着视觉、吞咽、呼吸、发音等极为重要的生理功能。也正因为如此，一旦头颈部发生恶性肿瘤，不但损害身体健康，还会严重影响患者的心理健康。由于这些部位的肿瘤对切除范围有很大限制，所以给手术带来极大的难度和风险。而放射治疗（简称放疗）在头颈部肿瘤的治疗中起着至关重要的作用，具有不可替代的地位。口腔颌面部恶性肿瘤的放疗治疗原则必须根据恶性肿瘤的临床分期分级、病理特性、对射线敏感度和部位等因素，结合影响预后的各种因素及患者的耐受性综合分析，加以选择。生存期和生活质量始终是决定治疗方案的关键。依据肿瘤的分期、部位、医师经验、现有物理支持选用调强放疗或其他适形放疗。放疗总剂量的选择取决于原发肿瘤和颈淋巴结的大小、分割次数、临床状况，包括是否同步联合化疗。同时放疗前也应做好相应的预防准备。

54. 放疗的全身副作用主要有什么

放疗的主要副作用包括：

（1）放疗结束后因淋巴回流不畅可能出现颜面颈部皮肤肿胀，3~6 个月才能逐渐恢复正常。

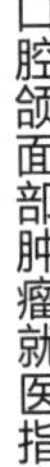

（2）放疗后照射区域的皮肤变黑，症状一般能在1~2个月内缓解。

（3）放疗后照射区域头发脱落，可以很快长出新的头发。

（4）放疗后出现喉咙疼痛、痰多症状，1~2个月才能有所恢复。

（5）放疗后口干很难恢复，因为唾液腺受到损伤，唾液分泌明显减少，需要自己多饮水。

（6）鼻腔黏膜干燥，容易出血，若出血次数多、量大，需及时于医院就诊。

（7）放疗后颈部照射区域皮肤纤维化，变硬。

（8）放疗后牙齿可能逐渐松动，一般需3年以上才能拔牙。

（9）放疗后可能出现张口困难，在放疗前、放疗中和放疗后，及时有效地预防和治疗相关部位的各种炎性病灶，可以减少张口困难的并发症。放疗期间及治疗后，每天坚持进行张口训练，对双侧颞颌关节部位按摩或热敷等，都能减轻症状。

（10）放疗患者容易出现放射性龋齿、颌骨骨髓炎、口腔溃疡等症状，需注意口腔卫生（图3-20）。

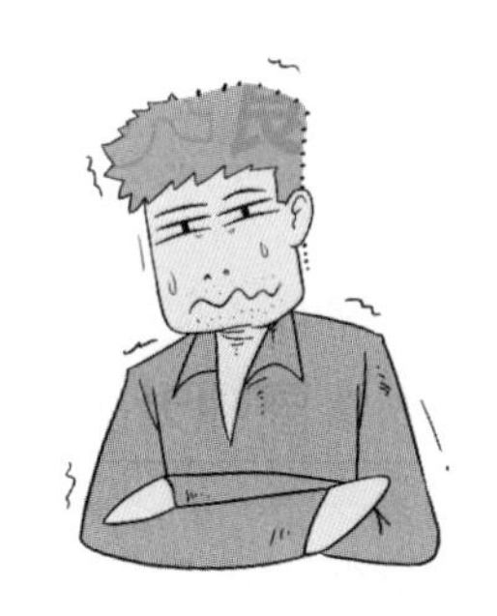

图3-20　放疗的副作用

55. 放射性骨髓炎是什么

放射性骨髓炎是放射、损伤、感染三种因素的总和：口腔颌面部肿瘤患者放疗时，颌骨内的血管逐渐发生无菌性的血管内膜炎，当照射剂量超过50Gy时，血管内膜肿胀、增厚，管腔窄，在照射后数月或数年发生血管栓塞，骨质得不到营养而发生坏死，骨膜亦无新骨再生。此时一旦发生继发性感染或受到损伤，局部伤口长期不愈，细菌侵入而发生放射性骨髓炎。多数患者唾液分泌减少，牙容易发生龋齿，坏死，脱落，局部肿胀，继发局部的细菌感染，或因拔牙及其他损伤为诱因造成伤口长期不愈，瘘道形成但脓性分泌物少（免疫低下），持续性疼痛、口臭。有时软组织可溃烂坏死，死骨暴露而不松动，长期处于慢性炎症过程。若继发蜂窝织炎，可出现不同程度的张口受限。颌骨可以形成大块死骨，较长时间才分离，相应区域的软组织变硬，瘢痕形成。有全身放射的患者全身衰弱、消瘦、贫血，呈慢性消耗性病态（射线造成的局部造血分化障碍）。

56. 放疗前需要做哪些准备

口腔颌面肿瘤术后患者需在伤口完全愈合后行术区放疗，放疗前需要保持口腔清洁，行牙周洁治、龋坏治疗并拔除不健康的牙齿，不用刺激性的洗涤剂，照射野内的皮肤禁止暴晒，穿宽大、柔软的棉制内衣，上衣最好是低领、开襟的。

57. 基因治疗是什么

恶性肿瘤的实质是基因突变调控失常导致细胞的不受控增殖，基因治疗是指应用基因工程技术将正常基因引入患者细胞内，以纠正致病基因的缺陷而根治疾病。将外源的基因导入生物细胞内必须借助一定的技术方法或载体，基因转移的方法分为生物学方法、物理方法和化学方法。腺病毒载体是目前基因治疗最为常用的病毒载体之一。1990 年首次在晚期癌症患者中利用逆转录病毒载体基因转移技术，将转导了编码肿瘤坏死因子的肿瘤浸润淋巴细胞用于治疗晚期癌症。近年来，随着人们对肿瘤免疫、肿瘤病因及分子机制等研究的深入，肿瘤基因治疗获得了突飞猛进的发展，并逐渐走向成熟，批准进入临床试验的基因药物逐年增多。肿瘤基因治疗已成为目前攻克和治愈肿瘤最具希望的，也是最活跃的研究领域。

58. 质子治疗头颈部肿瘤效果如何

质子治疗是放射线治疗的一种，其优点在于只瞄准病灶实施照射，同时降低了对正常组织的影响，减少并发症的发生。已有文献表明质子治疗对头颈肿瘤效果乐观，目前质子治疗已陆续在全球各地建立治疗中心。

59. 中医、中药对头颈部恶性肿瘤有效吗

口腔颌面部恶性肿瘤患者放化疗期间可使用中医药巩固治疗，减少放化疗

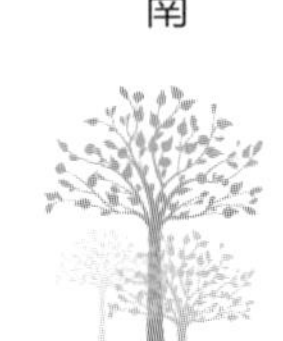

的副作用（图 3-21）。

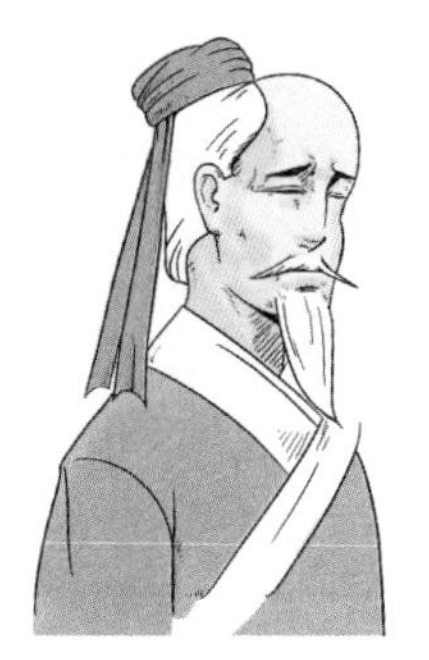

图 3-21　中医、中药可起到治疗辅助作用

60. 口腔颌面部肿瘤患者治疗的心理健康重要吗

口腔颌面部肿瘤术后患者大多会有外形、进食、发音等方面的功能受损，这些受损对于患者生活质量有很大的影响，所以口腔颌面部肿瘤患者术前术后的心理健康对于患者接受手术、术后医从性及术后功能恢复有很重要的影响。

61. 口腔颌面部肿瘤对面部美观有哪些影响

首先，口腔颌面部肿瘤患者多数会出现包块或者溃烂等症状，病变破坏正常口腔组织甚至面部皮肤导致患者面部美观严重受损；其次，多数患者在接受治疗过程中，手术治疗常常是第一选择，术后患者会有面颈部瘢痕、牙列缺失、颌骨缺损、软组织缺损、面神经损伤等影响。瘢痕与手术切口、软组织缺损、患者自身体质有关，牙列缺失若位于前牙易导致唇部内扁，颌骨缺损及软组织缺损会导致面部塌陷，甚至面型偏斜，面神经受损会导致面瘫症状的出现。再次，美观感受主观性较强，与患者个体的生活经验、期望值等相关。

62. 有哪些办法可以减少手术对美观、功能的影响

在满足手术切除范围的前提下设计隐蔽切口（口内、耳后、半冠状切口），某些颌骨或软组织缺损亦可行游离骨、游离皮瓣移植以获得较好的外形及功能恢复。

63. 什么是临床痊愈

对于口腔颌面部恶性肿瘤的患者，临床痊愈指的是肿瘤无存在的临床证据与影像学证据，以及癌症相关化验指标正常。大量临床调查还发现，肿瘤患者如果能生存 5 年以上，发生复发和转移的仅占 10%。所以“5 年生存率”不意味着只能活 5 年，而是意味着已接近治愈，故临床上多用 5 年生存率来当做临床痊愈的标志。

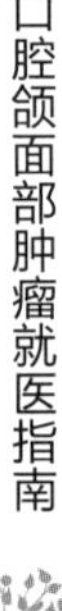

第四章　口腔颌面部肿瘤的预防方法和治疗效果

1. 什么叫做肿瘤的预防

简单而言，对肿瘤的预防最主要的是针对目前已知的肿瘤危险因素，做相应的防护措施来尽可能地防止肿瘤的出现。例如，对口腔癌而言，吸烟、饮酒、嚼槟榔等都是口腔癌的危险因素，减少和戒除烟、酒、槟榔的摄入，可以一定程度上预防口腔癌出现。除此之外，肿瘤的预防还包括：预防肿瘤对邻近正常组织的损害、预防恶性肿瘤的转移及预防因恶性肿瘤而丧命。要做到以上几点，除了预防肿瘤的出现外，尽早发现肿瘤，及时治疗肿瘤也同样重要。

举例而言，对生长于口腔颌面部的良性肿瘤，如生长在颌骨内的成釉细胞瘤，尽早发现可能仅需要刮治术治疗，但由于其具有沿颌骨内部生长浸润的特性，瘤体如果较大可能需要切除部分颌骨，从而对患者颜面外形、咀嚼发音等功能造成影响；对恶性肿瘤，如口腔癌，早期发现癌前病损（长期不愈合的口腔溃疡、口腔内的红斑等），以及时治疗早期癌症（肿瘤体积小、未发生转移），可以延长生存时间，避免大面积手术切除颜面组织，提高生存质量等（图 4-1）。

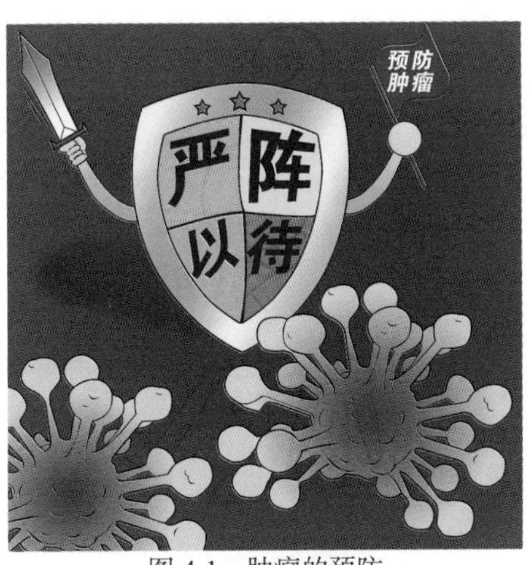

图 4-1　肿瘤的预防

2. 什么叫做肿瘤的三级预防原则

肿瘤的三级预防是根据肿瘤的疾病特点，将预防分为了三个依次阶段，即一级预防、二级预防、三级预防。

一级预防即病因预防，即针对肿瘤发生的多种因素采取相应措施，防止肿瘤的出现。如适当的锻炼、健康的饮食、戒烟戒酒及注射抗癌疫苗等。

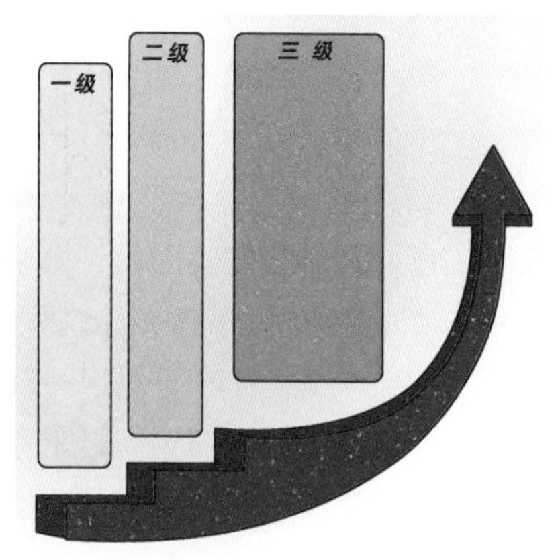

图 4-2 肿瘤的三级预防

二级预防即早发现、早诊断、早治疗，如定期的口腔检查、癌前病损的密切观察及治疗等，从而预防肿瘤的过度生长、恶变、复发及转移。

三级预防即在肿瘤发生后，尽早采取有效的治疗措施，预防现有病情恶化，防止出现严重的并发症，尽可能延长患者生存时间，恢复患者口腔颌面功能和外形（图 4-2）。

3. 如何做到口腔颌面部恶性肿瘤的一级预防

由于口腔颌面部恶性肿瘤的病因尚未完全探索清晰，所以针对病因的一级预防措施并不完善。针对已知的危险因素，目前推荐的口腔癌一级预防措施如下：

（1）加强体育锻炼，保持心情愉悦，合理膳食，多摄入富含维生素 C、维生素 E 的食物等。

（2）户外工作者注意做好防晒措施，长期接触有害工业产物者避免直接接触毒物。

（3）控制吸烟与咀嚼槟榔的习惯，杜绝过量饮酒（图 4-3）。

（4）定期进行口腔检查，维持口腔良好卫生条件，及时治疗口腔内残根、残冠，去除锐利的牙尖、及时更换不良修复体等。

图 4-3 口腔颌面部恶性肿瘤的一级预防

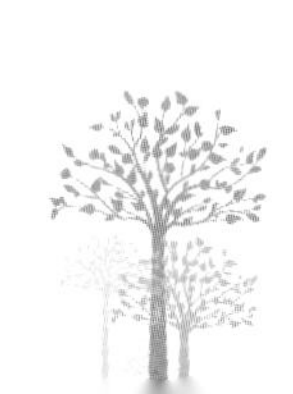

4. 如何做到口腔颌面部恶性肿瘤的二级预防

对口腔颌面部恶性肿瘤的二级预防，主要能做的是早发现可疑的癌前病损，做到早诊断、早治疗，防止病情的恶化与进展。如果出现以下的情况，应该加以警惕，及时就医，具体如下：

（1）口腔、面部、颈部出现不明原因的肿胀、包块、淋巴结肿大，或者不明原因的出血、麻木、疼痛等情况。所谓的不明原因指的是出现以上情况与口腔颌面组织的炎症、感染、创伤等情况无关，但同时需要注意的是，如果有炎症、感染、创伤等，并不意味着可以放松警惕。

（2）口腔内出现超过 2 周以上仍不愈合的溃疡；口腔黏膜上出现白色、红色或者黑色的斑块，尤其是红斑，癌变可能性极大。

（3）已经被口腔黏膜科医生明确诊断为患有口腔白斑、口腔红斑、口腔扁平苔藓、口腔黏膜下纤维性变、盘状红斑狼疮、上皮过角化、先天性角化不良等疾病，由于这些疾病具有恶变的可能，被称为口腔“癌前病损”、“癌前状态”，所以应充分提高警惕，密切随访。

（4）头颈鳞癌具有“多原发癌”的特点，即原肿瘤发现后的半年内，相隔不远的组织上也出现癌症，但是新发的癌症并不属于复发、转移，这种特点称作“多原发癌”，发生率为 10%~27%。所以一旦确诊为头颈鳞癌，应该遵循医生的指导密切随访，早期发现第二原发癌（图 4-4）。

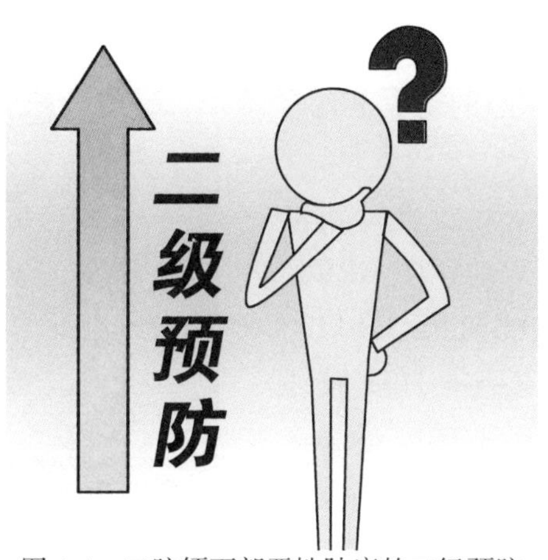

图 4-4　口腔颌面部恶性肿瘤的二级预防

5. 如何做到口腔颌面部恶性肿瘤的三级预防

口腔颌面部肿瘤的三级预防重点在于肿瘤的治疗，目前口腔颌面部恶性肿瘤的治疗方法多样，除了为大众所熟识的手术、化疗、放疗“三驾马车”之外，尚有生物治疗、冷冻/加热疗法、激光治疗、免疫治疗等。

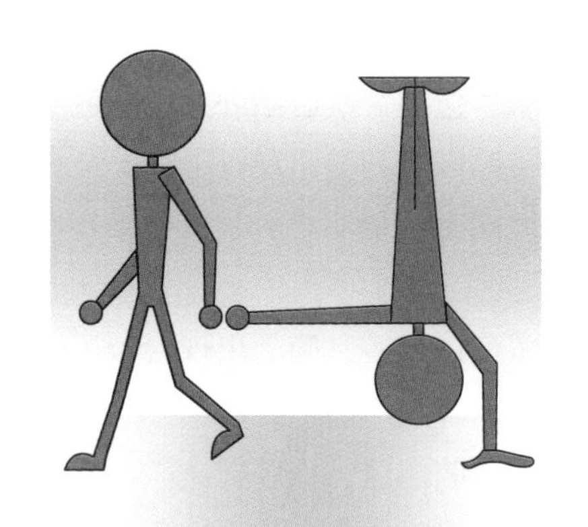
图 4-5　口腔颌面部恶性肿瘤的三级预防

对患者而言，需要从正规渠道了解这些治疗方式的疗效及并发症，避免由于对治疗方式的不理解而拒绝治疗。更重要的是做到信任医生，尽早接受治疗与积极配合治疗。此外，恶性肿瘤接受治疗之后，加强锻炼，放松心情，合理膳食，戒烟、戒酒等对预防癌症复发转移也非常重要（图 4-5）。

6. 预防口腔癌的人乳头瘤病毒疫苗有效吗

目前的研究认为人乳头瘤病毒（human papillomavirus，HPV）的感染与许多癌症的发生有很大的关系，其中最主要的是宫颈癌、口腔癌。除口腔癌外，HPV 感染与口腔白斑、口腔扁平苔藓、口腔红斑、口腔黏膜下纤维化等口腔癌前病变、癌前状态的发生也有关系。

目前国际上已经研制出针对 HPV 的疫苗，可以有效地预防 HPV 感染，从而预防口腔癌前状态及口腔癌。据估计，效价最高的 HPV 疫苗，即可以同时预防 9 种 HPV 感染的疫苗，可以防止 70%的 HPV 相关型肿瘤的出现（图 4-6）。

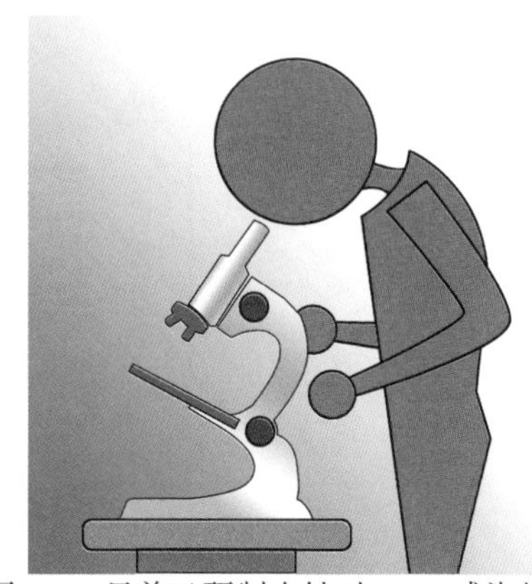
图 4-6　目前已研制出针对 HPV 感染的疫苗

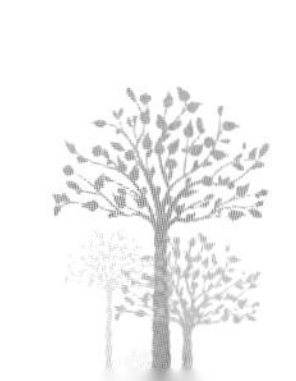

7. 口腔颌面部良性肿瘤、囊肿需要预防吗

答案是肯定的，良性肿瘤、囊肿也需要预防。相较于口腔颌面部恶性肿瘤，良性肿瘤的病因更不明确，所以口腔颌面部良性肿瘤的一级预防措施并不明晰。

由于口腔颌面部良性肿瘤的生长特点、组织胚胎学来源、病理学特征等较为独特：其一在于容易复发，其二在于反复复发、合并感染、长期不治疗的情况下容易恶变为癌症。所以预防重点在于二级预防和三级预防，尤其是早期发现、治疗初发及复发的肿瘤（图 4-7）。

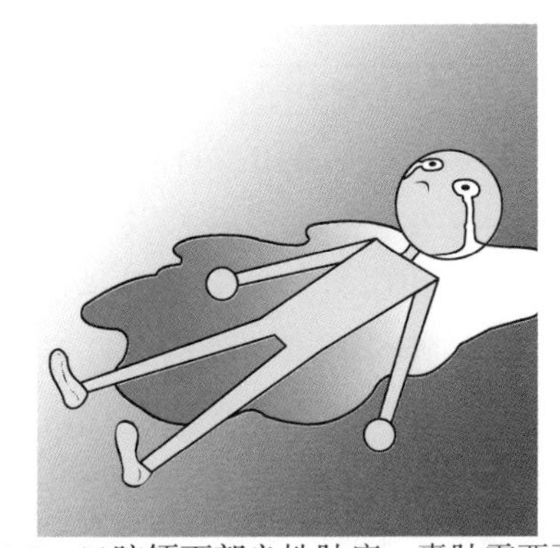

图 4-7 口腔颌面部良性肿瘤、囊肿需要预防

8. 口腔颌面部良性肿瘤、囊肿如何预防

定期的口腔卫生维护、口腔检查有助于早期发现良性肿瘤及囊肿。尤其是拍摄牙科 X 线片、CBCT 等过程中可能发现隐藏在颌骨中的肿瘤。此外，如果出现了呼吸吞咽困难、颜面颌骨等不对称、颜面部有可触及的包块、不明原因的面部麻木或者疼痛，需要及时就医（图 4-8）。

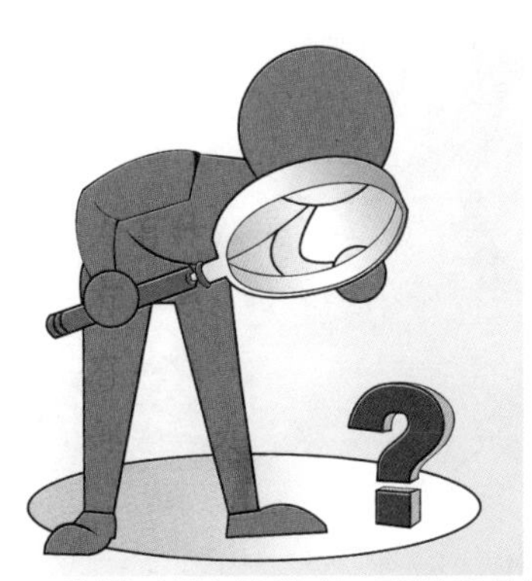

图 4-8 口腔颌面部良性肿瘤、囊肿需早期预防

9. 有哪些良性肿瘤、囊肿需要预防复发、恶变

如果确诊为患有以下的良性肿瘤、囊肿，需要注意定期到医院复查，尽早发现、治疗复发或恶变，避免病情延误。良性肿瘤、囊肿主要包括：鳃裂囊肿、甲状舌管囊肿、成釉细胞瘤、牙源性黏液瘤、牙源性钙化上皮瘤、牙源性角化囊性瘤、牙本质生成性影细胞瘤、多形性腺瘤、纤维瘤、骨巨细胞瘤等。

10. 什么叫做肿瘤的预后

肿瘤的预后是对某种肿瘤疾病可能的病程和结局进行的预测，包括判断肿瘤的特定后果，如康复、复发、恶变、转移及死亡等。患者应通过医学咨询了解肿瘤的预后，以此来加快康复、减轻症状、预防肿瘤恶化或并发症、延长生命等。一般来说，良性肿瘤手术切除后可获治愈。恶性肿瘤易对机体产生系统性的影响，导致营养缺乏，引起恶病质。口腔颌面部的手术易破坏咀嚼器官的完整性，部分患者的进食障碍会持续终生，故口腔颌面部肿瘤患者术后应更多地注重自身的营养状况。值得注意的是，预后情况描述的是某种肿瘤预后指标的平均值，是指疾病群体整体情况。但由于患者自身年龄、体质、合并疾病、接受治疗时间早晚等方面的不同，即使是患有同一种肿瘤，患者的预后也可能有很大差别（图 4-9）。

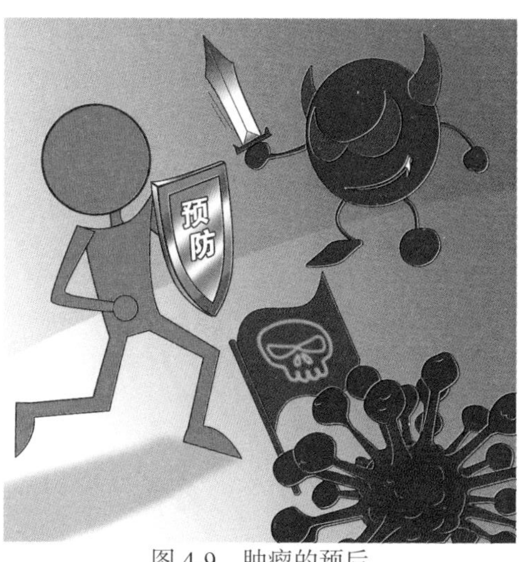

图 4-9　肿瘤的预后

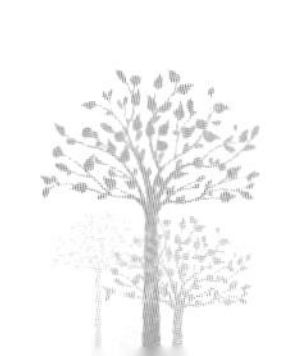

11. 什么叫做恶性肿瘤的 3 年生存率、5 年生存率

肿瘤患者生存率是指接受某种治疗的肿瘤患者中，若干年后（3 年、5 年、10 年）存活病例数所占的比例。患者可以通过了解生存率来认识某种肿瘤对人体的危害程度及治疗的远期疗效。一般来说，恶性肿瘤患者在经治疗后病情可得缓解和稳定，但在 3 年内死亡率依旧很高。如果恶性肿瘤患者经治疗能生存 5 年以上，则复发转移的可能性极低，可以认为肿瘤被治愈的可能性很大，故多以 3 年生存率、5 年生存率作为标准。也就是说，恶性肿瘤患者在接受手术根治治疗或药物治疗后，虽可恢复正常生活，仍需保持健康的生活方式，定期复查，积极配合医生治疗以提高其生存期（图 4-10）。

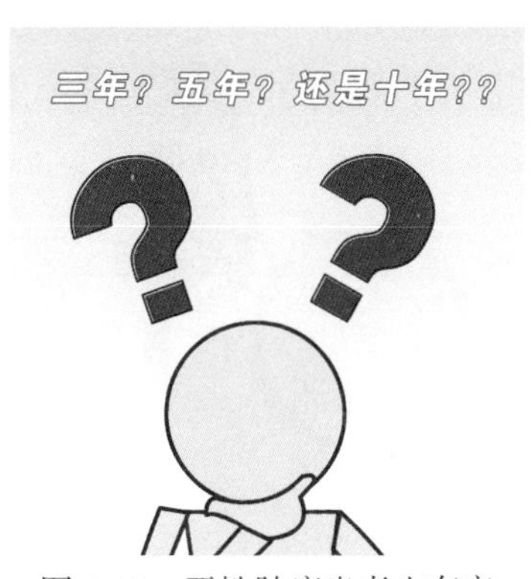

图 4-10　恶性肿瘤患者生存率

12. 口腔癌的预后如何

口腔癌是恶性程度较高的肿瘤，在过去 20 年里口腔癌的死亡率略有下降，但其 5 年生存率仍只有 41%~78.5%。一般位于口腔后部的口腔癌患者 5 年生存率较低。下唇癌患者生存率约为 90%，舌前部肿瘤为 60%，发生于舌后部、口底、扁桃体、牙龈和硬腭部者为 40%，软腭癌为 20%~30%。颊部肿瘤患者死亡率仅 10%~17%，而舌缘后部、口底鳞癌预后较差，磨牙后区、口咽部患者死亡率为 38%~41%。主要是由于不同部位的肿瘤，淋巴结转移率不同，如唇、颊黏膜、硬腭、牙龈肿瘤的淋巴结转移率较低，其中牙龈肿瘤淋巴结转移率低于 7%，颊部肿瘤为 22%，而舌、磨牙后区、口咽部肿瘤的淋巴结转移率可高达 59%~64%。不同肿瘤部位的口腔癌预后不同，还与肿瘤的临床分期、组织学特征、肿瘤前沿侵袭特点、神经及血管侵袭相关，并涉及手术切缘是否无瘤、是否出现第二原发肿瘤等（图 4-11）。

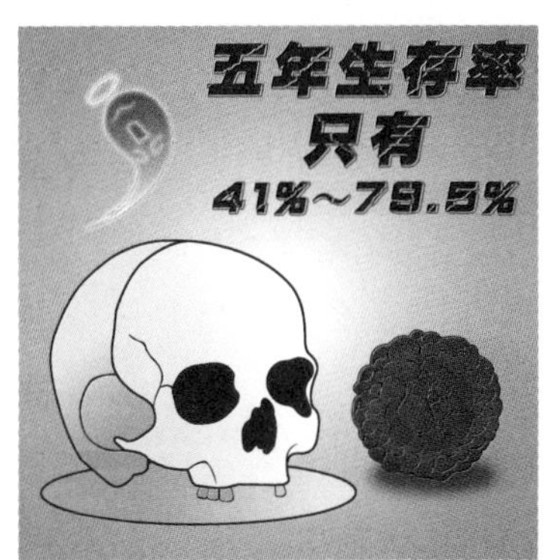

图 4-11　口腔癌预后较差

13. 唾液腺癌的预后如何

在唾液腺肿瘤中，恶性肿瘤占少数（25%）。多数唾液腺癌的近期生存率较高，远期生存率持续下降。唾液腺癌 3 年、5 年、10 年、15 年、20 年的生存率为 76.0%、64.0%、63.0%、59.1%、37.8%，说明唾液腺癌可以在治疗后多年才出现肿瘤转移复发，也就是说，唾液腺癌患者的预后观察 5 年是不够的，宜在 10 年以上，不能掉以轻心。不同的唾液腺癌特性不同，预后也不尽相同。总的来说，唾液腺癌的术后复发率高，并且相较于其他的口腔恶性肿瘤更易出现远处转移，转移率高达 30%。最常见的远处转移部位为肺部，所以患者的复查也应包括肺部的检查（图 4-12）。

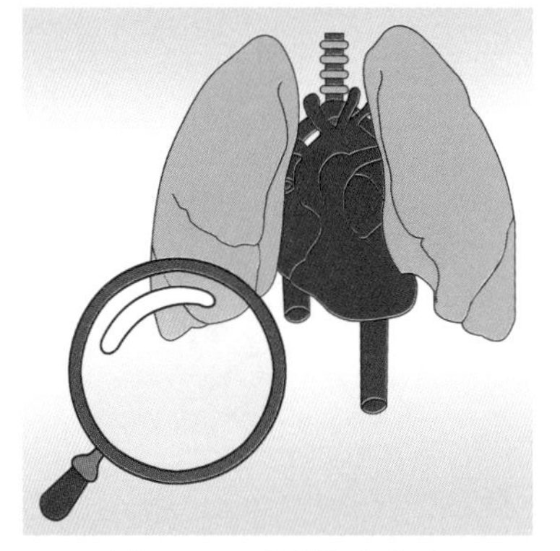
图 4-12　唾液腺癌术后应关注肺转移

14. 颌骨恶性肿瘤的预后如何

研究发现，颌骨恶性肿瘤显示临床分期不同，其 5 年生存率有显著差异。也就是说早期诊断及治疗是改善颌骨恶性肿瘤预后的关键。颌骨恶性肿瘤分为上皮源性（颌骨癌）和间叶源性（颌骨肉瘤）。不同组织学类型的颌骨恶性肿瘤其预后不同，良性肿瘤恶变预后最好，而肉瘤的预后最差。一般来说采用手术、放疗、化疗结合的综合治疗效果要优于单一治疗。在手术的前提下，术后积极采用化疗或放疗，能够预防肿瘤的复发与转移，从而改善患者的预后（图 4-13）。

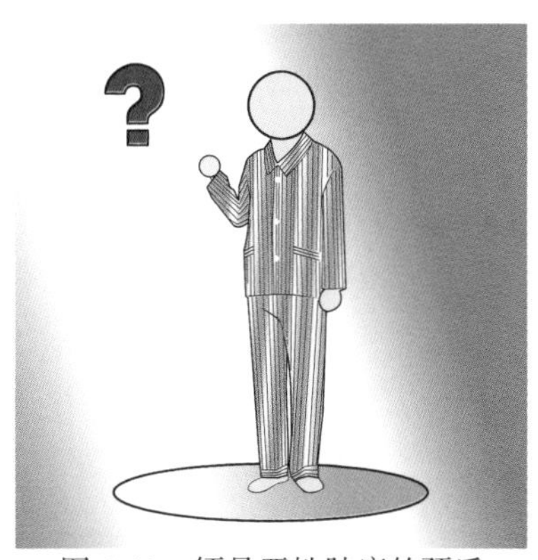
图 4-13　颌骨恶性肿瘤的预后

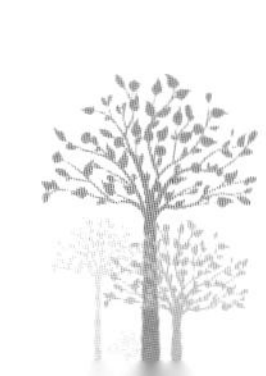

15. 良性肿瘤需要关注预后吗

答案是肯定的，良性肿瘤仍需关注预后！因为一些常见的良性肿瘤因为其潜在的侵袭性或局部浸润性生长等生物学特性造成其易复发的特点。且良性肿瘤反复复发、局部反复感染或肿瘤生物学特性改变有恶变的可能性。所以患有良性肿瘤的患者在治疗后仍需提高警惕预防其复发、恶变（图 4-14）。

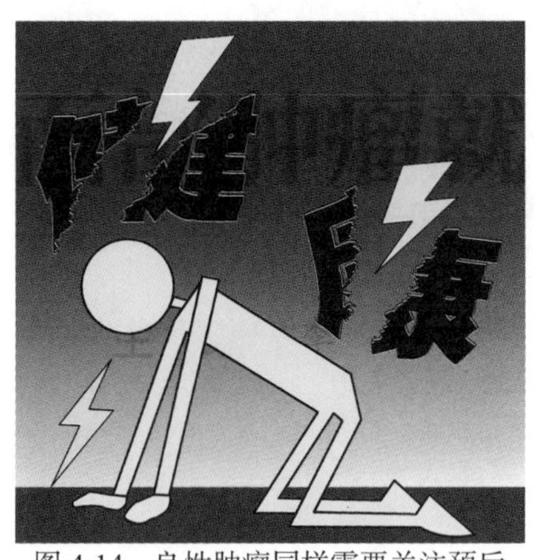

图 4-14　良性肿瘤同样需要关注预后

16. 哪些良性肿瘤容易复发

常见的颌面部良性肿瘤如纤维瘤，牙源性肿瘤（角化囊性瘤、成釉细胞瘤、牙源性黏液瘤、牙本质生成性影细胞瘤），骨巨细胞瘤，多形性腺瘤等都有易复发的特性，所以良性肿瘤治疗后，也应定期复查，如有复发的迹象应及时就医（图 4-15）。

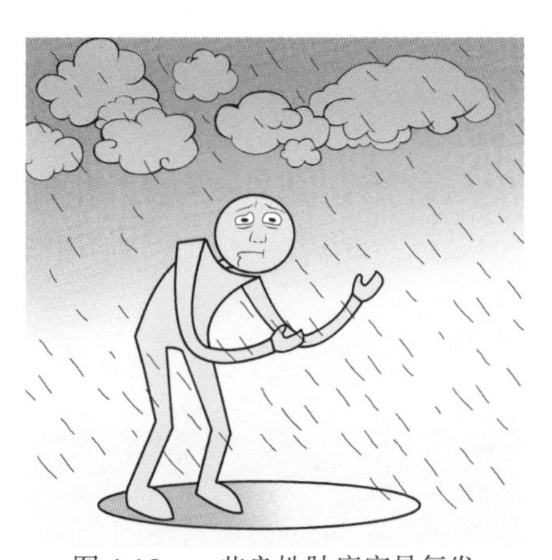

图 4-15　一些良性肿瘤容易复发

17. 哪些良性肿瘤容易恶变

口腔颌面部发生的多形性腺瘤、成釉细胞瘤、纤维瘤、牙源性黏液瘤、骨巨细胞瘤等肿瘤若长期不治或多次复发，则恶变的可能性明显增加。其中角化囊性瘤病史超过5年，病变局部又反复感染病史，可恶变转化为鳞状细胞癌。良性肿瘤发生恶变时，常常表现为肿瘤突然加速生长，并伴有疼痛、麻木、面神经麻痹等症状。良性肿瘤患者应及时就医治疗，预防其恶变，在复发后也应积极治疗（图4-16）。

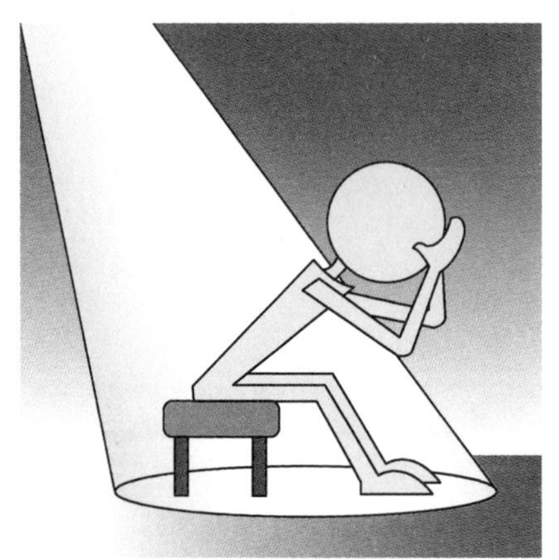

图4-16　一些良性肿瘤容易恶变

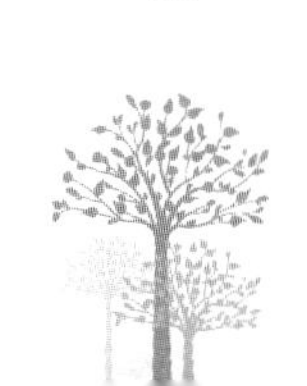

第五章 口腔颌面部肿瘤患者的护理和康复

1. 口腔颌面肿瘤患者术前疼痛应怎样护理

疼痛是一种复杂的生理心理活动，是临床上最常见的症状之一，也是恶性肿瘤中晚期常见症状。由于肿瘤的快速生长、破溃、感染等使神经末梢或神经干受到刺激、牵拉或压迫，可出现持续性隐痛、刀割样疼痛、放射性剧痛等。护理人员可通过正确引导，告知患者疼痛是一种常见的病理状态，烦躁和忧虑只会加重疼痛；并通过共同讨论患者感兴趣的问题、听音乐、看影视、回忆值得留念或愉快的事情来分散患者的注意力，去除患者的烦躁和忧虑。在疼痛加剧时可指导患者做放松操，有意识地训练患者的意志和毅力。患者短暂疼痛可采用叹气、打呵欠等方法缓解；持续性疼痛可采用腹式呼吸缓解，并嘱患者屈膝、屈髋，放松腹肌、背肌、腿肌，闭目，缓慢地呼吸，也可以口服止痛药或止痛贴。表面刺激止痛也是常用的辅助方法，如冷湿敷法和温湿敷法等。

通过对患者的疼痛评估，确定疼痛的性质及强度，建立相应的护理措施，以合理的用药和恰当的语言及抚慰，达到缓解疼痛的目的。

2. 口腔恶性肿瘤患者术前应怎样做好口腔护理，避免出血

口腔恶性肿瘤患者由于肿瘤的侵犯，加之颜面部血液循环丰富，所以大部分口腔肿瘤患者术前可能出现口内出血。主要表现为在刷牙、进食、吸吮时，口内肿瘤或牙龈的毛细血管破裂出现渗血。因此口腔恶性肿瘤患者常常因不知道怎样做好口腔护理避免口内出血而困扰，甚至有一部分患者怕口腔出血而选择不做口腔清洁，造成口腔卫生差、常伴有恶臭。

一般性口腔护理措施：用软毛牙刷刷牙，饮食选择易于吞咽和消化的软食或流质，温度不宜过热，以温偏冷为宜，细嚼慢咽，少量多餐。避免进食酸性强、粗糙生硬、多纤维、刺激性食物与饮料，如辣椒、咖啡等。如不使用牙刷，也可选用冷开水、茶水、淡盐水等漱口，晨起、睡前、每次进食后均要漱口，以除去食物残渣。随时保持口腔清洁，病重不能自行漱口者，护士可行专门的口腔护理。

3. 口腔肿瘤患者为什么术前要保持口腔卫生

口腔是人体微生物定植生存的重要生态区，口腔微生物不仅有细菌，还包括真菌、病毒、螺旋体等。正常情况下口腔微生物群落之间、微生物与宿主之间密切且复杂的相互作用维持着宿主健康，这种生态平衡被打破将会引发疾病。口腔主要疾病如龋病、牙周病及口腔癌等严重影响人类的生命健康。而口腔大部分肿瘤患者口腔卫生差常伴有恶臭，且手术切口都在口内，预防术后口腔感染尤为重要，所以保持口腔清洁是为了预防口腔感染等并发症；去除口臭、牙垢，增进食欲，保证患者舒适；观察口腔黏膜和舌苔的变化，提供病情的动态信息。

4. 口腔肿瘤患者为什么术前要戒烟戒酒

烟草中的尼古丁、焦油、亚硝胺、一氧化碳和其他致癌物质都是直接损害人体健康的。长期吸烟可增加慢性支气管炎、肺气肿、肺部感染、脉管炎及肺肿瘤等的发生率。“戒烟有利于健康”人人皆知。而对于需要接受手术治疗的吸烟患者来说，术前戒烟尤为重要。原因如下：

（1）手术后由于麻醉药物的影响及胃管的影响，呼吸道分泌物增多，术后患者因伤口痛，无力咳痰，使分泌物不易排出，易出现肺部感染。吸烟患者术后发生肺部感染的概率更高。

（2）长期吸烟的患者，多数都有不同程度的慢性支气管炎症状，表现为：对冷、热及较强异味刺激均比正常人敏感，易出现刺激性咳嗽，但这种咳嗽与护士帮助排痰的咳嗽截然不同，频繁的刺激性咳嗽可使腹部肌肉震动，牵扯手术伤口，引起疼痛。剧烈的咳嗽会使伤口张力增大，影响愈合，甚至个别患者有伤口裂开的可能。

（3）烟草中的尼古丁等物质可直接造成血管痉挛，特别是做皮瓣移植修复的患者会导致移植皮瓣失败。

由于乙醇可以伤害味蕾，所以饮酒过量的后果之一就是造成味觉障碍，研究显示，过量饮酒者比非过量饮酒者口腔、咽喉部癌症的发生率也要高出两倍以上。过量乙醇的长期袭击，会伤肝、伤胃，会引起心肌纤维变性，失去弹性，心脏扩大，胆固醇增高，不仅心肌炎的病例高发，而且动脉硬化、冠心病的患病概率也远远高于适度饮酒者。整个心脑血管系统因而呈现危机四伏的状态。同时也会让大脑皮质萎缩，造成大脑功能障碍和意识障碍等。而长期过量饮酒则会造成慢性酒精中毒，表现为性格改变、精神异常、定向力差、记忆力减退

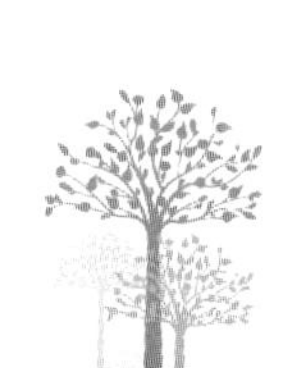

等。以上因素都可增加口腔肿瘤手术患者的风险，所以患者术前都要戒烟戒酒（图 5-1）。

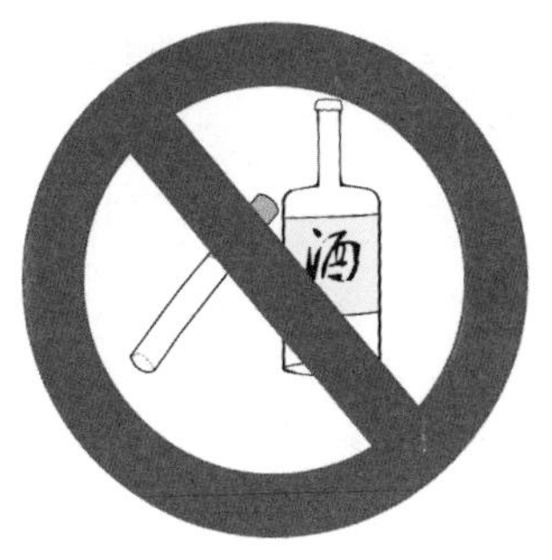

图 5-1　口腔肿瘤患者术前应戒烟戒酒

5. 口腔肿瘤患者术前饮食要注意什么

口腔一旦发生疾病，将影响食物的咀嚼和消化，因此制备适合于口腔肿瘤患者的膳食，既要细软，不需要咀嚼，又要达到正常的营养要求。因为口腔肿瘤患者在患病过程中，患者可出现贫血、营养不良等症状，使机体抵抗力下降，有些难以接受手术。因此术前要纠正贫血，补充蛋白质、碳水化合物、脂肪及维生素，以保证患者有足够的体力接受手术。指导患者进食高蛋白、易消化食物，注意食物的色、香、味，增加患者的食欲，以满足机体营养的需求，并储存能量，达到耐受手术的目的。

食物的选择如下：

（1）可用的食物：白米粥、烂饭、馄饨、饼干；蛋类以蒸蛋、水煮为宜；肉类可用蒸肉泥、碎肉蓉、煮焖肉；鱼类、禽类以炖烂为宜；饮料如牛奶、麦乳精、豆浆、各种豆制品、各种清浓汤；细软的糕点，如蛋糕、果子冻；少纤维素的蔬菜，如土豆、花菜、煮熟的水果。

（2）禁用的食物：硬饭、粗粮、粗硬的肉类，如脚爪、腱子、带骨的小鱼、禽类、硬壳果、油煎炸的食品、大块的蔬菜、生硬的水果等（图 5-2）。

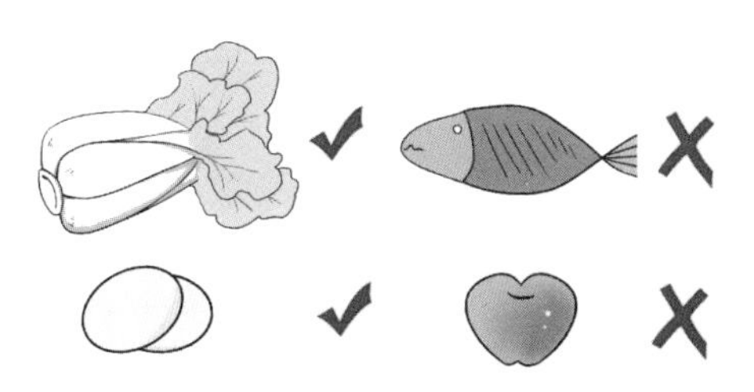

图 5-2　口腔肿瘤患者应注意术前饮食

6. 口腔肿瘤合并糖尿病患者术前饮食有什么讲究

口腔肿瘤合并糖尿病患者饮食上不仅要遵守基本的饮食原则，还要注意：

（1）食物宜粗不宜精，在主食范围内尽可能吃些五谷杂粮及豆类和蔬菜。粗杂粮如荞麦面、燕麦面、玉米面，蔬菜以绿叶菜为好，如油菜、小白菜、韭菜、菠菜、芹菜等。

（2）严格限制蔗糖及甜食，糖尿病患者不要吃食糖、糖果、蜂蜜、甜食及含糖饮料，西红柿、黄瓜、猕猴桃含糖较低，可以适当多吃些。

（3）三餐定时定量，戒烟、忌酒，低盐、低脂肪膳食。

7. 口腔肿瘤合并高血压患者术前饮食应该如何调理

口腔肿瘤合并高血压患者饮食上不仅要遵守基本的饮食原则，还要注意：

（1）首先要控制能量的摄入。提倡吃复合糖类，如淀粉、玉米；少吃葡萄糖、果糖及蔗糖，这类糖属于单糖，易引起血脂升高。

（2）限制脂肪的摄入。烹调时，选用植物油，可多吃海鱼，海鱼含有不饱和脂肪酸，能使胆固醇氧化，从而降低血浆胆固醇，还可延长血小板的凝聚，抑制血栓形成，防止脑卒中，还含有较多的亚油酸，对增加微血管的弹性、防止血管破裂、防止高血压并发症有一定的作用。

（3）适量摄入蛋白质。高血压患者每日蛋白质的量为每千克体重 1g 为宜。每周吃 2~3 次鱼类蛋白质，可改善血管弹性和通透性，增加尿钠排出，从而降低血压。如高血压合并肾功能不全时，应限制蛋白质的摄入。

（4）多吃含钾、钙丰富而含钠低的食品，如土豆、茄子、海带、莴笋。含钙高的食品：牛奶、酸牛奶、虾皮。少吃肉汤类，因为肉汤中含氮浸出物增加，能够促进体内尿酸增加，加重心、肝、肾脏的负担。

（5）限制盐的摄入量：每日应逐渐减至 6g 以下，即普通啤酒盖去掉胶垫后，一平盖食盐约为 6g。这里指的食盐量包括烹调用盐及其他食物中所含钠折合成食盐的总量。适当的减少钠盐的摄入有助于降低血压，减少体内的钠水潴留。

（6）多吃新鲜蔬菜，水果。每天吃新鲜蔬菜不少于 8 两，水果 2~4 两。

（7）适当增加海产品摄入：如海带，紫菜，海产鱼等。

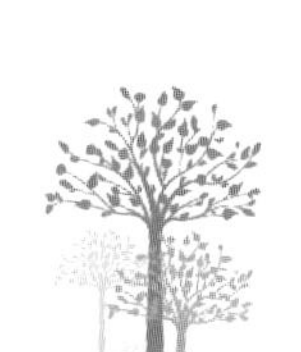

8. 口腔恶性肿瘤患者围术期如何进行心理干预

口腔恶性肿瘤围术期患者的焦虑、恐惧心理较普遍，主要原因有口腔手术患者大部分都会出现颜面部破坏、语言及咀嚼功能障碍，且对手术缺乏了解，怀疑手术效果，担心发生麻醉和手术意外；害怕术中、术后疼痛难忍；担心发生术后并发症；害怕手术费用过高等。因此护理人员及家属都应耐心对患者解释，说明手术的必要性和安全性，消除患者对手术的紧张、恐惧情绪，提高患者对手术及麻醉的耐受力、提高手术的成功率。术前对患者及家属进行入院宣教、健康指导及术前的注意事项，术中巡回护士主动、热情地向患者介绍手术设备，让患者有思想准备，有时由于床位窄小，手术患者需要加以固定，以保持正确的手术姿势等，都应一一向患者介绍清楚，以减轻患者的紧张恐惧，保证手术的顺利进行。主动安慰患者，给患者安全感。术后及时向患者报告手术成功的消息，因为手术患者最为关心的是手术效果如何，对改善患者的心理状态具有重大影响。同时取得家属支持，唤起患者的社会认同感（图 5-3）。

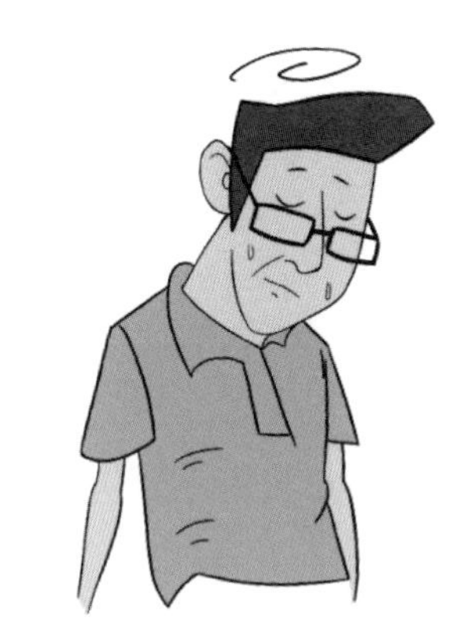

图 5-3 口腔恶性肿瘤患者围术期应进行心理干预

9. 口腔颌面肿瘤患者为什么术前要进行呼吸功能训练

通过呼吸功能锻炼，可以增强呼吸肌肌力和耐力，改善肺功能及预防术后发生坠积性肺炎。常见的呼吸功能训练包括腹式呼吸、膈肌呼吸及缩唇呼吸。

（1）腹式呼吸：患者取平卧位，一手放于胸前，一手放于腹部，胸部尽量保持不动，呼气时稍用力压腹部，腹部尽量回缩，吸气时则对抗手的压力腹部鼓起，同时注意吸气时用鼻深吸气，屏气 1~2 秒。

（2）膈肌呼吸：护士用双手放于患者腹部肋弓之下，同时嘱患者用鼻吸气，吸气时腹部向外膨起，顶住护士双手，屏气 1~2 秒，以使肺泡完全张开，呼气时嘱患者用口缓慢呼气。上述方法由护士对患者进行一对一的指导，直至患者充分掌握后由患者自己练习，每日 3 次，每个动作每次练习 10 分钟。

（3）缩唇呼气法：是以鼻吸气、缩唇呼气，即在呼气时，收腹、胸部前倾，口唇缩成吹口哨状，使气体通过缩窄的口型缓缓呼出。尽量做到深吸慢呼，每分钟 7~8 次，每天两次，每次 10~20 分钟即可。

10. 口腔颌面肿瘤患者全麻术前多久开始禁饮食，全麻术后多久可以进食

成人手术前 6~8 小时开始禁食，术前 4 小时开始禁饮水，目的是为了防止在麻醉胃内食物反流出来吸入肺后引起肺炎或窒息。

一般全麻患者清醒 6 小时后无呕吐者可给少量温开水或糖水，以后视手术情况遵医嘱食用鼻饲流质、代金氏管饲流质、流质或半流质（图 5-4）。

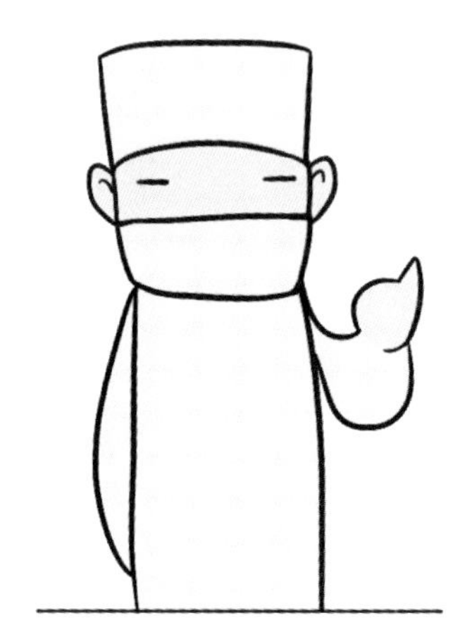

图 5-4　口腔恶性肿瘤患者围术期饮食护理

11. 口腔颌面肿瘤患者术后出现痰液过多怎么办

术后患者出现痰液过多、痰液黏稠且不能有效地咳嗽、咳痰，会增加术后肺炎及伤口裂开出血等并发症，所以术前要教会患者进行呼吸功能训练。除了教会患者有效地咳嗽、咳痰外，还可以做雾化吸入或静脉给予化痰的药物，协助患者拍背，适时抽吸痰液。

12. 口腔颌面肿瘤患者术后出现痰中带血丝怎么办

根据口腔颌面外科手术的特点，术后前三天患者出现痰中带血丝不必惊慌，这有可能是术中全麻患者进行麻醉插管所致。护士应随时观察和评估患者的情况。

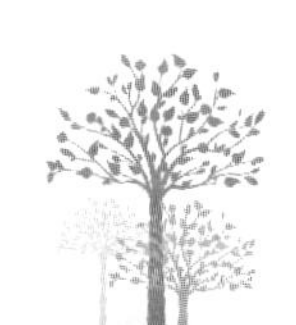

13. 口腔皮瓣移植患者术后皮瓣怎么护理

对行组织瓣移植术的患者，手术后进行皮瓣监测是护理工作的重点。目前最常用的方法是临床观察，包括皮瓣的颜色、温度、充盈情况、针刺出血状况等。临床观察适合于外露皮瓣，而埋藏皮瓣则可采用多普勒仪进行监测。术后15~30 分钟监测一次，稳定后 1 小时监测一次做好记录。持续 5~7 天，发现情况及时处理。

（1）卧位：术后患者平卧，头部保持正中位，两侧沙袋固定，注意保持头颈部适当制动，以利蒂中血管或吻合的血管在无张力下保持血供畅通。

（2）保持室温在 25℃以上，防止过冷刺激引起血管痉挛。注意患者全身和皮瓣局部保暖，冬季用棉垫覆盖皮瓣，留出观察窗便于观察。

（3）观察皮瓣颜色：一般术后 1~2 天内皮瓣颜色较苍白，以后逐渐恢复正常。如皮瓣颜色变暗、发绀，则说明静脉淤血；如为灰白色，则提示动脉缺血，应及时探查。如术后 3~5 天颜色正常，以后肿胀增加，脓液溢出，颜色转为紫黑色，为感染所致的血运障碍。

（4）观察皮纹：皮瓣表面应有正常的皮纹皱褶，如果发生血管危象，皮纹消失，可见皮纹肿胀。

（5）质地：皮瓣移植后仅有轻度的肿胀，往往比周围组织程度轻，但如果发生皮瓣区域的明显肿胀，质地变硬时，则可判断血管危象的发生，予以抢救。

（6）毛细血管充盈试验：在皮瓣血管危象发生早期或程度较轻时，可表现为轻度的充血或淤血现象，以手指按压，放开后可见变白的区域再度泛红，泛红的过程越快，说明微循环的状况越好，如果该过程长，超过 5 秒，多提示微循环功能很差，抢救成功的可能性较小。

（7）针刺出血试验：对一些皮瓣颜色苍白，无法马上判断是否为动脉阻塞所致时，可采用此法。要求在无菌状态下进行，以 7 号针头刺入皮瓣深达 5mm，并适当捻动针头，拔起后轻挤周围组织，如见鲜红血液流出，提示小动脉血供良好，否则提示动脉危象。

（8）血管搏动情况：一般采用扪诊的方法检查动脉搏动情况。亦可用多普勒超声血流探测仪测定动脉血流情况，用激光多普勒检查微循环情况。

（9）保持有效的引流：对游离皮瓣移植的患者，应注意调节负压的大小。过大可使回流静脉压迫闭锁且易致出血；过小则可因积血、积液间接影响静脉回流。

（10）正确使用抗凝药物：在整个补液过程中，合理分配扩血管药物，使整个补液过程中均有扩血管药物的作用。但要注意出凝血时间的变化。

（11）供区的观察及护理：供区为肢体者应抬高患肢，观察远端肢体的包扎松紧是否适宜、静脉回流是否受阻、有无肿胀、感觉和运动是否正常（图 5-5）。

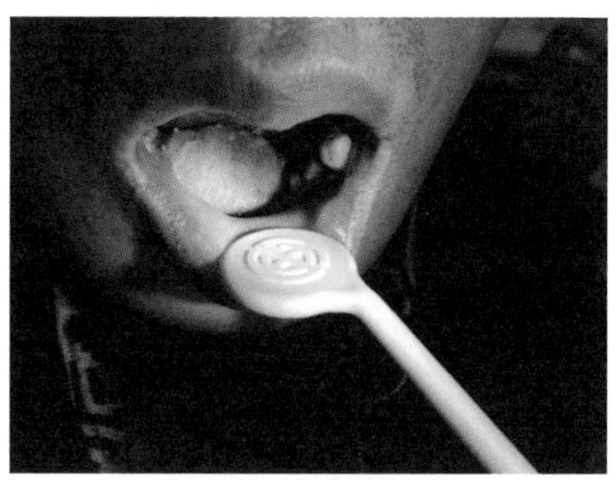

图 5-5　口内皮瓣的观察

14. 口腔皮瓣移植患者术后为什么不能说话

口腔皮瓣移植患者，医生在术中都是在显微镜下行血管吻合术，要求术后早期尽量不说话，避免说话时张力太大牵拉伤口，造成伤口裂开影响皮瓣的存活（图 5-6）。

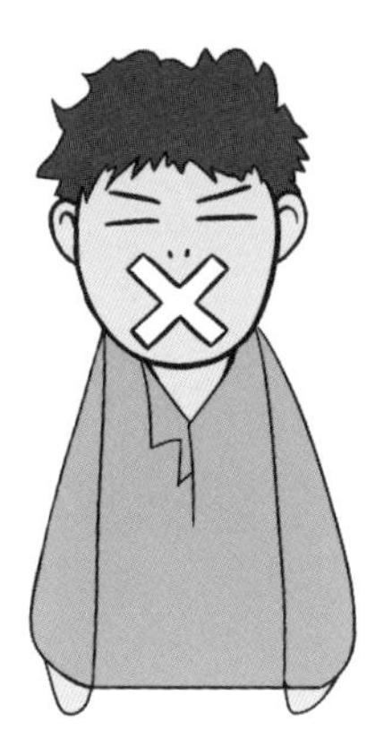

图 5-6　口腔皮瓣移植患者术后尽量不说话

15. 口腔植骨患者术后出现面部肿胀怎么办

口腔植骨患者术后常出现面部肿胀，是因颌面部特殊的解剖特点，其组织疏松，通常医生都会静脉给予消炎消肿的药，术后 3~5 天即可恢复。

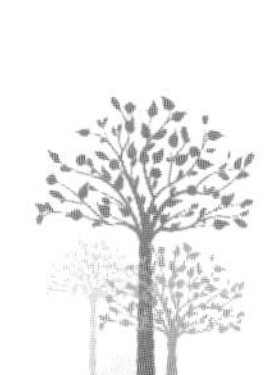

16. 移植髂骨的患者为什么要用盐袋压迫取髂骨处

取髂骨处需加压制动，以防止出血，促进愈合，术后须用盐袋压迫止血，需要持续压迫约 72 小时。

17. 口腔植骨患者术后什么时候能下床活动

植骨患者术后 1 周可下床活动。

18. 口腔植骨患者出院后能正常活动吗

能正常活动。而且适当参加体育锻炼，可以增强呼吸循环功能，促进气体交换和胃肠蠕动，增加消化液的分泌，提高食欲，改善睡眠，增强身体抵抗力。

19. 口腔肿瘤患者术后出现咽喉部疼痛应怎样护理

口腔肿瘤患者因术后全麻插管及术后安置胃管都会引起咽喉部疼痛不适，术后都会建议雾化治疗或静脉给予消肿药减轻咽喉水肿，减轻患者痛苦。

20. 口腔肿瘤患者术后功能恢复过程中如何避免伤口开裂

（1）请不要擅自更改护理人员交代的饮食注意事项，不要进硬饭、粗粮、粗硬的肉类，如脚爪、腱子、带骨的小鱼、禽类、硬壳果、油煎炸的食品、大块的蔬菜、生硬的水果等。

（2）尽量减少说话，避免伤口牵拉。

（3）避免剧烈的咳嗽、咳痰。

（4）保持大便通畅，避免便秘（图 5-7）。

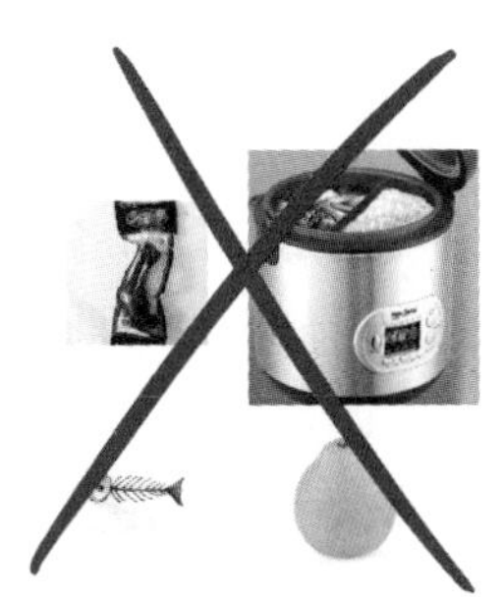

图 5-7 口腔肿瘤患者术后应注意饮食

21. 口腔恶性肿瘤患者皮瓣移植术后为什么要保持头部制动

术后体位的安置是保证皮瓣的血供和静脉回流、促进皮瓣成活的重要措施之一。根据手术方法，采取减轻移植血管张力的姿势（如头部适当抬高 10°等）防止皮瓣受压或牵拉，避免皮瓣痉挛导致皮瓣缺血坏死；尽量采取满足患者要求的体位，要经常巡视患者，特别是熟睡患者，注意保持体位，同时向患者解释体位固定的重要性，使其密切配合治疗，及时纠正不正确姿势。同时供区取股前外侧皮瓣的术后保持取皮瓣下肢高于心脏，抬高患肢 10°~15°，维持功能位或根据手术部位适当调整，既保证动脉供血又有利于静脉回流。

22. 舌癌患者术后怎样和医护人员有效沟通

舌癌患者术前可以准备好简易的写字板，供患者术后书写。如遇到不会写字的患者可提供一些图片，可在图片配上简单的文字信息，术前和患者进行有效的沟通，方便术后沟通及时有效。也可采用制作的“一指名”卡片与患者进行沟通（图 5-8）。

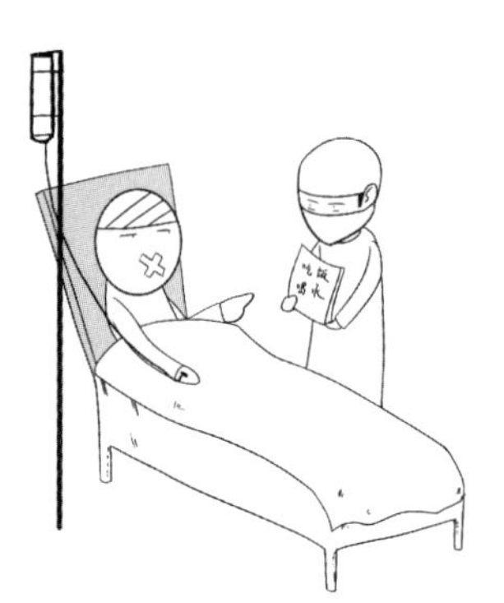

图 5-8 舌癌患者术后和医护人员有效沟通

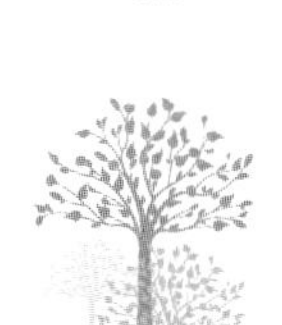

23. 口腔恶性肿瘤患者术后长期卧床如何避免褥疮的发生

口腔恶性肿瘤患者术后因手术创伤及置留各种导管导致身体虚弱、伤口疼痛或制动体位而需长期卧床，但是由于患者长期卧床，身体局部组织受到压迫，血液循环受到阻碍，不能营养肌肤，容易引起局部组织坏死而产生褥疮，褥疮一旦发生就很难控制，因此我们应引起重视，进行早期预防，做到定期翻身，鼓励和协助患者至少每隔 2 小时翻身一次，翻身时要避免拖拉等容易使皮肤浅层破损的动作；保持床铺平整和患者皮肤的清洁干燥，避免潮湿、摩擦及排泄物的刺激；另外要及时按摩骨隆突的部位，促进局部血液循环；加强饮食营养，给予高蛋白、高维生素、高热量的饮食，以增强机体抵抗能力和组织修复能力。

24. 口腔恶性肿瘤患者气管切开术后的注意事项是什么

口腔恶性肿瘤手术范围包括上呼吸道和邻近食管，因此无论是预防性还是紧急性气管切开，术后的气道护理都至关重要，首先要保持气管切开局部的清洁干燥，根据局部分泌物的多少及污染程度每天进行一至数次局部换药，气管导管口用双层无菌生理盐水纱布覆盖，保持空气湿润；妥善固定好气管导管，气管导管上的系带应根据颈部软组织肿胀消退情况及时调整，以免导管滑出；密切观察患者的呼吸情况，及时吸出气道分泌物，一切操作均须在无菌条件下进行以防止感染，口腔吸痰管和气管吸痰管应严格分开；气管内套管应按时清洗和消毒更换，一般4~6小时消毒一次；呼吸道梗阻解除后，病情好转可试堵住套管，堵管后如患者呼吸平稳，无缺氧征，且痰能从口内吐出，睡眠安稳，24小时后可拔管。

目前多使用带气囊的一次性气管导管。最适宜气囊压力为18.4~21.8mmHg（1mmHg=0.133kPa）。气囊压力过大容易损伤气管黏膜，长时间使用会造成气管黏膜缺血性损伤坏死；压力过小容易造成气道漏气和误吸等并发症发生。一般充气量为8~10ml，此时气囊有弹性，触如鼻尖。常规8~12小时气囊放气1次，每次放气30 分钟后再重新充气；一次性气管套管气囊前48小时内约8小时放气1次，48小时后应根据患者的情况决定，若患者生命体征平稳、分泌物较少，可考虑不再重新充气。气囊放气时患者取平卧位，2人操作，先吸净口、鼻分泌物，再行放气。每次放气充气后做好护理记录和交接班。注意观察患者的生命体征、面色、呼吸频率、神志变化等。

25. 口腔恶性肿瘤患者术后安置胃管后饮食注意事项是什么

口腔恶性肿瘤患者术后一般给予流质饮食，约1周后改为半流质，而做唇、颊、舌部和口腔内植入皮瓣手术后的患者为避免影响伤口愈合需安置胃管，行鼻饲流质饮食，应注意以下事项：①鼻饲饮食的量应从少量开始逐步增加，一般每天1200~1400ml，6~7次/天，每次200ml；②鼻饲饮食的温度为38℃，可将鼻饲液滴在手背或前臂内侧试温，温度过高烫伤黏膜，温度过低引起胃部不适；③鼻饲饮食应现配现用，未用完的低温保存，24 小时内用完，用时温水浸泡后使用；④滴注鼻饲液前后均需用温开水（至少 20ml）冲管，以及配置的鼻饲液不能太稠以防堵管，不能加入酸性较强的食物（如西红柿）或药物（维生素 C），以防凝块；⑤鼻饲液采用均衡营养的饮食，避免高脂肪饮食，维持适当体重。

26. 口腔肿瘤术后患者食欲下降，营养供给不足怎么办

在遵循饮食医嘱前提下可据患者口味适当调配一些食品，但是口腔术后是绝对禁烟、酒、槟榔、过烫和煎烤的食物，以及辛香温燥、口味强烈的调味料，过于粗糙的食物最好也不要吃；健康指导方面可指导其放松心情，从而起到调理脾胃肝胆而改善患者食欲的作用；为避免营养供给不足，需要保证足够的优质蛋白摄入，多吃带有高蛋白维生素的食物瓜果，且尽量选择容易消化吸收的食物，有助于改善口腔癌术后的体质虚弱等症状，如果已发生低蛋白血症、贫血等，可按医嘱输注白蛋白、氨基酸、新鲜血、血小板等增强免疫力从而避免感染的发生，另外需及时注意补充体液，防止失水（图 5-9）。

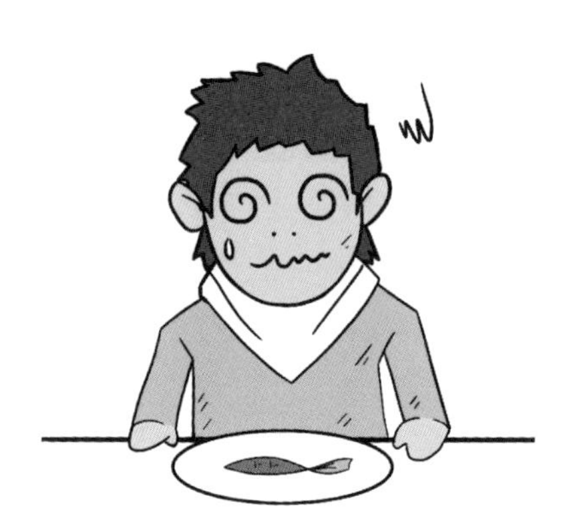

图 5-9　口腔肿瘤患者术后食欲下降

27. 口腔肿瘤术后患者留置负压引流管应注意什么

目前采用密闭式负压引流球取代半开放式中心负压引流。

保持有效的引流是关键。使用前仔细检查引流装置的密闭性能，注意各衔接处是否密封；连续不间断负压吸引，保持压力相对稳定；严密观察引流球是否有瘪陷。当负压不稳瘪陷的材料恢复原状，提示负压失效，应重新恢复负压状态。

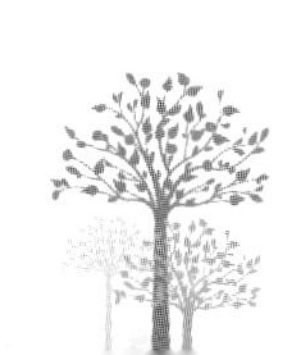

妥善固定引流球，防止引流管压迫或扭曲折叠；使用负压引流球的患者可随身携带，但不得高于创口。引流量多时应及时更换。

准确记录引流液量，密切观察引流液量，并将每 24 小时的引流量记录在病历上。一般术后引流 12 小时内不超过 250ml。若超过 250ml 或短时间内引流过快、过多，呈鲜红色，应考虑有无颈内静脉或小血管出血；若无引流物流出或流出甚少而面颈部肿胀明显，可能为引流管阻塞、折叠或放置于伤口部分的引流管位置不佳影响引流效果，应通知医生及时处理。

观察引流物颜色，正常情况下，引流物颜色为暗红→深红→淡红色逐渐变淡。

适时拔除引流管，依据伤口情况，一般在术后第 3 天 24 小时引流量少于 30ml 时，医生即可拔除负压引流管，并行伤口加压包扎。拔除引流管后，护士应继续观察伤口肿胀情况（图 5-10）。

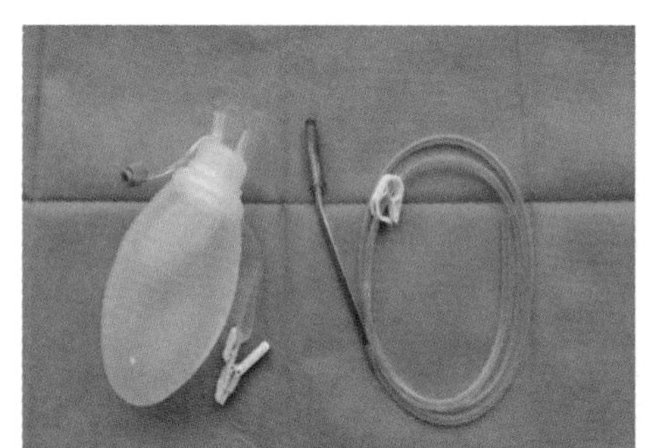
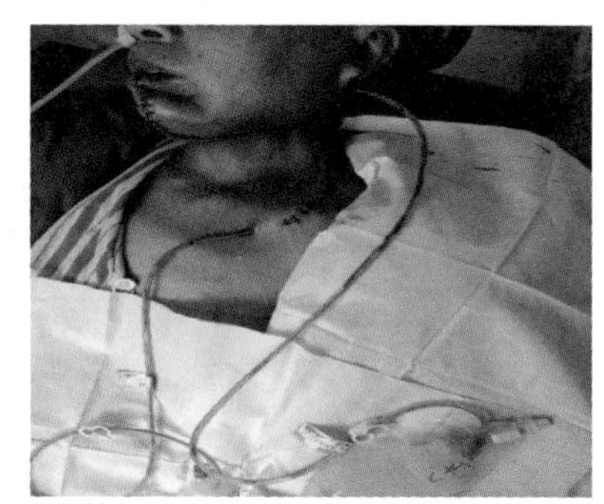

图 5-10　负压引流管

28. 口腔癌术后患者进食的方法和注意的事项有哪些

口腔癌术后患者的饮食方面需要注意：①口腔癌患者术后在创面伤口未完全愈合前，尽量避免直接从口腔进食，一般予患者留置胃管行鼻饲流质饮食，从而保证术后营养的供给。②口腔癌患者在拔出胃管后需先进行流质食物，待到无任何不适症状时再按半流质食用，最后按病情恢复情况选择普食。③口腔癌患者术后需补充人体每日所需的营养成分，多吃带有高蛋白维生素的食物瓜果，食物方面应尽量选择容易消化且吸收的，有助于改善口腔癌术后的体质虚弱等症状。④口腔癌患者饮食方面应忌食过甜过酸、过热过冷、口味重和辛辣等刺激物，这些食物不利于术后的病情恢复，还会导致口腔恶化带给随后的治疗不必要的负担。⑤口腔癌患者每日膳食建议多添加高纤维食物，能促进人体新陈代谢有效排出体内癌症因子等其他病害物质，促进身体更快恢复痊愈。

29. 口腔肿瘤患者术后能不能热敷消肿

不能。口腔肿瘤患者术后局部软组织损伤，毛细血管破裂出血，导致肿胀，形成血肿，短时间内凝血不稳定，如果热敷，就会使得毛细血管扩张，导致出血增加，肿胀加重（图 5-11）。

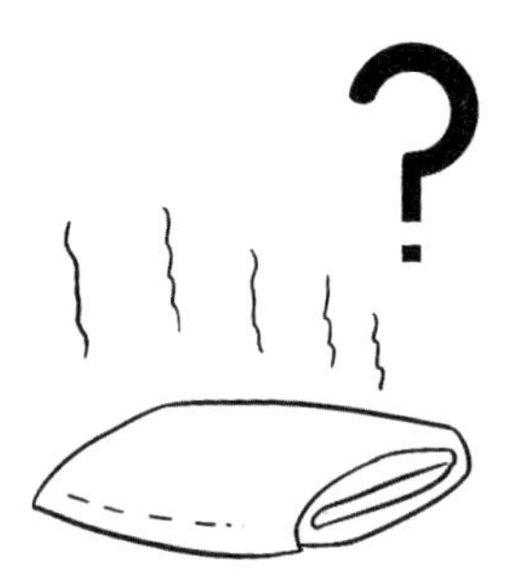

图 5-11 口腔肿瘤患者术后不能热敷消肿

30. 口腔肿瘤患者术后何时进行张口训练

口腔肿瘤患者术后 7~10 天开始指导患者练习张口，刚开始时程度不宜过重，以防伤口裂开或出血，以后逐渐加大开口器张开角度，使开口逐渐增大；术后 10 天开始进行正常训练，开口训练至少需进行 6 个月，一般进行 6~12 个月，在不应用开口器被动开口情况下，可开口达 35mm 为训练成功标准。

31. 舌癌患者术后怎样进行语音功能锻炼

舌癌患者术后应从舌功能训练、纠正异常发音和练习困难发音三方面进行语音功能锻炼。其中舌功能训练包括：①伸舌-缩舌练习，由快到慢，反复进行，以训练舌的灵活性。②顶舌练习，舌尖交替顶上下前牙内侧，增加舌尖的感觉和力度。③弹舌练习，用舌尖顶弹硬腭前部，发出“得得”声音，反复进行，以增加舌尖肌肉强度。④舌体练习，舌体在口腔内上下左右旋转，以增加舌体的灵活性。

32. 颈淋巴清扫患者术后怎样进行肩颈功能锻炼

颈淋巴清扫患者术后早期进行肩颈的功能锻炼可防止瘢痕挛缩，否则将影响肩颈功能，因此切口愈合后应立即开始肩关节和颈部活动范围的锻炼。

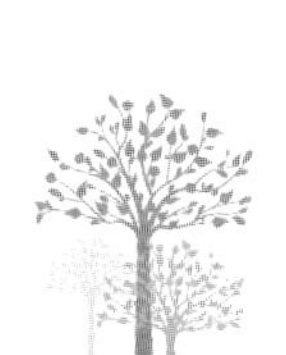

（1）颈部两侧锻炼：头部缓缓向两侧倾斜，尽可能触及肩部。

（2）颈部前屈后仰锻炼：低头使下颌接触胸部，再抬头后仰。

（3）肩部摆动锻炼：将对侧手放在椅或凳上，腰稍弯摆动术侧肩及臂，自左向右再恢复至原位；摆动肩及臂，由前向后；旋转肩及臂，向前再向后，旋转幅度逐渐加大，并抬至尽可能舒适的高度。

（4）肩关节旋转锻炼：在镜前进行，坐直放双手于胸前，肘关节成直角，肘向后外展，肩向后旋转并使肘恢复至原来的位置。

（5）肩关节抬高锻炼：使全身放松，手臂在肘缘交叉，对侧手支持术侧肘，并缓缓耸肩，注意用手协助抬高肩及臂，对恢复力量很重要。对于上臂外展受限，一般不超过40°，手臂仅能抬高过头顶，影响患者生理和劳动能力的患者，可指导其站立时将患侧肘体用三角巾悬吊或用健侧手臂抬扶，坐时用枕垫高约20cm或放在椅子的扶手上，防止肩部牵拉，随时注意使患肘高于健侧，以矫正肩下垂的趋势。注意在协助运动时观察患者的表情，以便患者控制好力度。

33. 腮腺多形性腺瘤患者术后为什么要观察鼓腮、闭眼、皱额

腮腺多形性腺瘤的主要治疗手段是手术治疗，而腮腺一般处在颜面的突显位置，周围神经分布较多，血管运输丰富频繁，并且有面神经从腮腺内穿过，导致腮腺肿瘤患者的手术难度增大，所以手术分离的时候很容易损伤面神经或恶性肿瘤侵犯必须切除神经，术后很容易导致面神经障碍，而面神经是以运动神经为主的混合神经，主要分为五支：颞支麻痹则不能皱额，颧支损伤则不能闭眼，颊支损伤则不能鼓腮，下颌缘支损伤则口角歪斜，颈支损伤则颈部皮纹消失，所以面神经功能出现的暂时性损伤会导致鼓腮漏气，眼睛闭合障碍，鼻唇沟、额纹变浅乃至消失。

34. 腮腺多形性腺瘤患者为什么术后伤口要进行绷带加压包扎

腮腺肿瘤患者术后及每次换药后的加压包扎是一个重要环节，一般需要加压包扎10天左右；如若包扎不当，常出现创腔唾液潴留而发生涎瘘，可穿刺抽液后仍加压包扎两周，压迫腮腺腺体使其部分萎缩。

35. 腮腺多形性腺瘤患者为什么术后要禁辛辣刺激及酸性的饮食

腮腺是人体最大的一对分泌唾液的腺体，手术后饮食要特别注意禁忌辛辣

刺激及酸性的饮食，因为这些东西很容易刺激腮腺分泌唾液，引起涎瘘而影响伤口愈合。

36. 腮腺多形性腺瘤患者术后出现眼睑闭合不全应该怎么办

腮腺肿瘤患者术后如有睑裂闭合不全，应用眼膏涂眼，加强眼的保护以免并发暴露性角膜炎。

37. 腮腺多形性腺瘤患者术后若出现口角歪斜、鼓腮漏气等应怎么办

腮腺肿瘤患者虽然手术时面神经未损伤，但由于术中机械性刺激或加压包扎过紧，可出现暂时性面瘫，表现为口角歪斜、鼓腮漏气，应安慰患者不必忧虑，此症状一般能自愈，同时给予维生素 B_1、维生素 B_{12} 等营养神经的药物治疗，同时配合针灸、按摩等物理治疗能促进血液循环，有利于康复。

38. 腮腺多形性腺瘤患者出院后注意事项是什么

腮腺多形性腺瘤患者出院后仍应注意以下四点：①半个月内禁食酸性的食物及水果饮料等；②保持手术切口区清洁；③伤口加压包扎两周；④一周后拆线。

39. 口腔恶性肿瘤患者出院后注意事项是什么

口腔癌患者出院后注意：①伤口方面，保持伤口清洁干燥，按规定时间拆线。②饮食方面，应注意营养均衡，及时补充患者机体所需的营养，促进机体功能的提高和恢复，增加高纤维食物的摄取，多吃水果、蔬菜及豆干类，含维生素 A 或胡萝卜素丰富的食物，如深绿色、浅黄色的蔬菜、水果；含维生素 C 的食物，如番石榴、柑橘类、木瓜、新鲜绿色蔬菜；戒烟酒，避免辛辣刺激和高脂肪饮食；由于口腔癌的部位较为特殊，因此口腔癌患者应该以粥类，流质型、半流质型的食物为主，便于患者吸收和清洁口腔。③功能锻炼，包括植骨、取骨、取皮瓣和清扫颈淋巴术后的肢体锻炼、语言功能和吞咽功能的锻炼。④定期复查。

40. 口腔恶性肿瘤患者化疗应怎样护理

化疗也是口腔癌最常见的治疗方法之一，对癌症治疗有一定的效果，但也

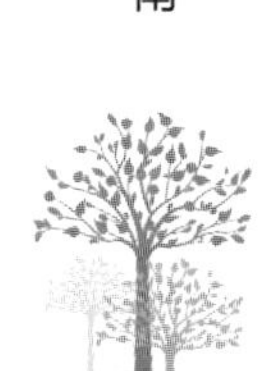

给患者带来了危害，因此化疗后的护理尤其重要，可有效减轻患者痛苦，提高口腔癌术后化疗患者的治疗质量和生存质量，延长患者生存期。①毒副反应的护理：静脉滴注化疗药物时，如出现静脉炎应停止滴注，局部封闭治疗，并采用热敷、硫酸镁湿敷或理疗，也可在局部行鲜土豆片贴敷，2~3 小时更换。②胃肠道护理：比较严重的胃肠道反应即恶心、呕吐、不能进食，为了减轻化疗药物对胃肠道的反应，化疗前可使用止吐药如甲氧氯普胺、盐酸格拉司琼等，并指导患者合理饮食，原则上食用营养丰富、清淡可口、容易消化的食物，根据用药时间调整用餐。如若食欲极差，饮食可用滋润适口、芳香化浊的冰糖茁米粥，香菜清炖大鲤鱼和鲜石榴、鲜乌梅、广柑、菠萝、青梅、菱角、白梨等水果，口含藏青果和鲜山楂，有消炎杀菌、清咽生津的作用。③口腔黏膜反应的护理：由于患者术后体质较差加之创口位于口腔，使用化疗药物后，常引起严重的口腔炎、溃疡形成，因此保持口腔清洁十分重要，应坚持每天给患者做口腔护理，如用冰盐水含漱，患者口腔感觉舒适，起到了良好的预防效果，预防细菌和真菌感染。④要定期查血，检查患者的白细胞情况，白细胞较低时，遵医嘱给予患者升白细胞药物，或实施隔离治疗和护理，减少家属的探视，避免医院交叉感染，如有必要则需暂停药，给予补血药，增加营养，注意安全，避免受伤。⑤脱发是比较常见的化疗后反应之一，应积极疏导患者，在实施化疗前向患者及家属说明这种毒性反应，同时给予适当的解释和安慰，如可配以合适的假发使患者不至于影响正常的社交活动，对治疗也能积极配合。⑥健康教育指导：建立良好的医患关系，运用沟通技巧从心理上发挥患者主观能动性，让患者了解相关化疗知识，提高患者对化疗反应的认识，尊重患者的权利和意见，使患者获得安全感和信任感，让患者在轻松、愉快的气氛中积极配合治疗，达到治疗目的；指导患者运动及功能锻炼有利于机体增强抗病能力，减少并发症的发生，口腔癌术后的患者提倡早期进行功能锻炼，以利于功能重建和提高自理能力（图 5-12）。

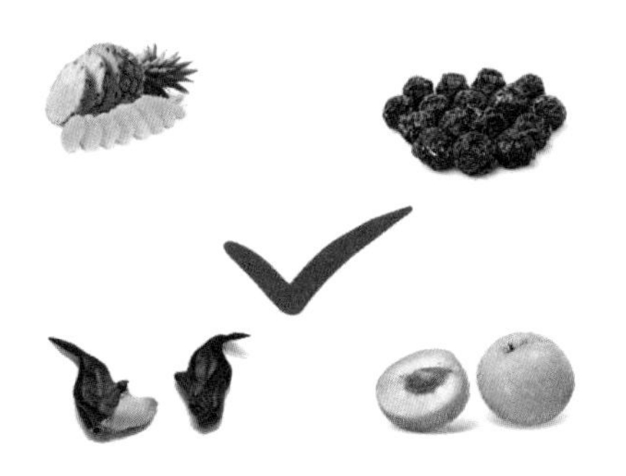

图 5-12　口腔恶性肿瘤患者化疗后的护理

41. 口腔肿瘤患者出院后要注意什么

（1）出院后可继续日常活动；避免压迫、撞击术区；睡觉时适当抬高头部。

（2）出院一个月内避免进食辛辣、硬的饮食；进食高营养、高维生素、高蛋白质饮食，以利身体恢复。

（3）遵医嘱服药，并介绍出院所带药物的用法、作用、副作用及处理方法。

（4）伤口的处理：用柔软的牙刷刷牙，每餐后漱口；保持切口处干燥，洗脸时勿触及伤口，洗头时头稍向后倾，避免水污染伤口。

（5）出院后出现下列情况之一者应立即返院检查：呼吸困难；伤口出血、裂开、肿胀；发热超过 38℃；出现任何异常症状或持续不愈症状。

（6）安排复诊日期和时间。

（7）定期随访。

（8）提供有关语言训练及舌体动度训练的知识。

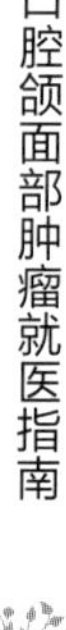

附录　全国知名口腔颌面部肿瘤医院及专科介绍

北京市

北京大学口腔医院

医院全称	北京大学口腔医院
医院详细地址	北京市海淀区中关村南大街 22 号
医院官方网站	http://ss.bjmu.edu.cn
医院简介	北京大学口腔医学院（简称“北大口腔”）始建于 1941 年，其前身为国立北京大学医学院附属医院的齿科诊疗室。几经变迁，奠定了北大口腔成为集医疗、教学、科研、预防保健为一体全面发展的大型口腔医院、口腔医学院和口腔医学研究机构，成为中国与国际口腔医学界的沟通桥梁。 作为国家卫生计生委委管的三级甲等口腔专科医院，北京大学口腔医院是目前国际上口腔专科医疗服务规模最大的医疗机构。现有诊疗椅位 569 台，开放病床 157 张，临床科室 15 个，医技科室 8 个，下属分支医疗机构 5 个，职工 2300 余人。2015 年门急诊量 145.3 万人次，日均门急诊近 5000 人次，年收治住院患者 6700 余人。在长期学科建设和临床实践的基础上，已逐步凝练、形成了独具特色的口腔医学临床学科群。作为中央保健定点专科医院（基地），医院还承担着党和国家领导人及其他重要人员的口腔医疗保健工作。获得了口腔类别全部八项“国家临床重点专科”建设项目：牙周病科、牙体牙髓病科、口腔颌面外科、口腔修复科、口腔正畸科、口腔种植科、儿童口腔科、口腔黏膜病科。自 2010 年起，连续六年被评为复旦版“中国医院最佳专科排行榜”口腔专科第一名。2015 年，北大版首届“中国最佳临床学科评估排行榜”口腔综合榜单第一名。 作为我国高层次口腔医学专业人才的培养基地，北京大学口腔医学院现有专业教研组（室）21 个，博士生导师 53 人，硕士生导师 61 人，拥有国家“千人计划”特聘专家、“长江学者”讲座教授、杰出青年基金获得者等著名专家，聘请境外数十名知名学者任院级客座教授。是首批一级学科硕士、博士点授权单位，同时也是目前全国唯一由教育部批准招收口腔医学八年制本博连读生的口腔医学院校，2016 年初获批北京市高等学校实验教学示范中心。目前在校生总数 800 余人。我国第一位医学博士（1984 年）、第一批口腔临床技能型博士（1988 年）、第一位口腔医学双博士（2012 年）均由我院培养。几十年来，北京大学口腔医学院培养出一代代优秀的学子，推动了中国口腔医学事业的发展，也涌现出一批在国际口腔医学领域颇具成果的著名学者和专家。2016 年，QS 世界大学学科排名中，北大口腔“牙医学”学科荣列全球第 16 名。 北京大学口腔医学研究所成立于 1978 年，目前设有中心实验室 1 个、临床和基础研究实验室 13 个、以口腔常见疾病防治为主导的跨学科研究中心 11 个、实验动物室 1 个和 1 所口腔医学专业图书馆。医学领域第一家“口腔数字化医疗技术和材料国家工程实验室”、“国家级口腔医学国际联合研究中心”和作为国内十大国家级医疗器械质量监督检验中心之一的“口腔医疗器械检验中心”均设在我院。此外，

续表

医院简介	医院还拥有国家卫生计生委工程技术研究中心、北京市重点实验室、北京市国际科技合作基地等省部级科技研发平台。2016年，获批“国家口腔医学临床研究中心”。 医院多年来广泛开展口腔健康教育、社区健康促进和农村教学基地建设等工作，是中国牙病防治基金会的支撑单位。在1981年即被世界卫生组织批准为“WHO预防牙医学科科研与培训合作中心”。先后主持完成了三次全国口腔健康流行病学调查，组织领导了20多年“全国爱牙日”活动，并参与举办口腔健康咨询、义诊、讲座等公益活动。作为牵头单位，联合全国多家口腔专业单位获批立项2011年度卫生公益性行业科研专项经费项目“城乡居民牙病综合防治模式推广应用研究”。2012年又成为“防治结合型医院”试点单位，牵头全国口腔医学的防治结合工作。 医院作为中华口腔医学会、中国医师协会口腔医师分会的会长单位，协助政府制定了我国口腔卫生工作的相关标准、规划，对引领推动我国口腔医学事业的发展起到了重要作用。作为国内口腔医学对外交流的重要窗口，先后与境外多所口腔医学院（校）和相关学术机构签署了学术合作谅解备忘录。每年接待大量外宾，多次举办大型国际和地区性学术会议，并聘请多位世界著名教授、学者为医院名誉教授或客座教授，已成为国内外学术交流的重要平台，其国际影响力也显著增强。 70多年来，北京大学口腔医学院不但赢得了国内外较高的学术地位，培养了大批口腔医学人才，而且还形成了极具特色的医院文化，“厚德尚学、精医济世”的院训作为北京大学口腔医学院的核心文化理念，激励着北大口腔人为了早日实现“建设世界一流口腔医学院”的目标而不断开拓进取、追求卓越。
科室简介	北京大学口腔医院口腔颌面外科的前身为北平大学医学院齿科下设的口腔外科，始建于1955年，是我国最早成立的口腔颌面外科之一，也是目前国内规模最大、专业技术队伍最齐整的科室之一。1982年经国务院授权，成为中国首批博士学位点，并培养出我国第一位医学博士。1996年作为重点学科首批进入211工程。目前是国家一级重点学科的骨干科室、国家继续教育口腔颌面外科培训基地、国际内固定研究协会颅颌面外科（AOCMF）培训基地，国际口腔颌面外科医师协会肿瘤与修复重建培训基地，2011年首批获得国家临床重点专科支持。 口腔颌面外科是医教研三位一体的科室。专业范围包括：牙槽外科疾病、口腔颌面部炎症、颞下颌关节疾病、面部神经疾患、口腔颌面部创伤、口腔颌面颈部肿瘤、涎腺疾病、牙颌面畸形、睡眠呼吸障碍、唇腭裂、面颈部脉管疾病、面部整形美容和组织缺损的修复重建。全科由实验室、口外门诊、激光整形美容室、复苏室和五个病区组成。 科室先后涌现出一大批国内外知名专家和教授，现我科在职人员212名，其中包括68名医师，139名护士和5名技术人员；正高级职称25人，副高职称21人；医师中具有博士学位者48人，硕士学位者11人。目前拥有诊疗椅位29台，住院床位180张，专用手术间8间。年门诊量86000余人次，年住院患者和手术台数超过6700人次。

首都医科大学附属北京口腔医院

医院全称	首都医科大学附属北京口腔医院
医院详细地址	北京市东城区天坛西里4号/北京市东城区锡拉胡同11号
医院官方网站	www.dentist.org.cn
医院简介	首都医科大学附属北京口腔医院创建于1945年，是集医疗、教学、科研、预防为一体的三级甲等口腔专科医院。医院分为天坛部和王府井部，天坛部位于古老的天坛公园西南侧，王府井部位于北京市王府井中心商业区的锡拉胡同，环境优美，设施齐全。

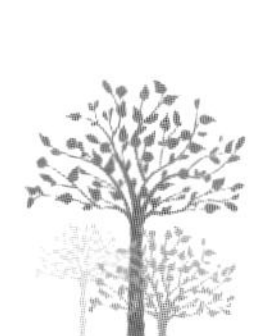

续表

<table>
<tr><td>医院简介</td><td>医院遵循“严、精、勤、谨”的院训，坚持严谨的科学态度，追求精湛的医疗技术，全心全意为广大患者解除各种口腔疾病的困扰，营造舒适和谐的就医氛围，先后获得全国百姓放心示范医院、双十佳人民满意医院等称号。
医院占地面积 23000 平方米，建筑面积 33750 方米。现设有 15 个临床科室：牙体牙髓科、牙周科、口腔黏膜科、口腔颌面外科门诊、口腔颌面头颈肿瘤外科、口腔颌面整形创伤外科、口腔修复科、口腔正畸科、儿童口腔科、老年口腔病科、口腔急诊综合诊疗中心、口腔预防科、口腔特诊特需及 MDT 中心、口腔种植科、王府井部综合科；5 个医技科室：药剂科、放射科、检验科、病理科、口腔修复技工制作中心。全院共有产自德国、日本、芬兰等国家先进的牙科综合治疗台 298 台，病床编制 100 张，开放 63 张，可治疗各种口腔颌面疾病，日均门诊量 2000 余人次，年出院 2100 余人次。医院是“微笑列车”项目承办单位。北京市牙病防治所挂靠单位，承担着组织全市为适龄儿童免费窝沟封闭预防龋齿等项目。
医院现有员工 1000 余人，其中卫生技术人员 900 余人，聘任高级专业技术职务 160 余人，中级 200 余人，博士生导师 16 人，硕士生导师 58 人。全院有突出贡献专家 3 人；享受政府津贴专家 8 人；国家杰出青年科学奖励基金 1 人；北京市十百千卫生人才工程 14 人，入选北京市卫生系统高层次技术人才工程学科带头人 2 人、学科骨干 15 人。
为了建设国内一流的现代化口腔医院，医院历届党政领导班子始终坚持“科教兴院”的方针，高度重视科研教学工作，不断拓展科研领域，现已形成口腔医学临床研究与基础研究相互促进，综合性研究与专题研究紧密配合的良性循环，在口腔医学研究领域取得了丰硕的成果。医院承担多项国家级、省部级课题，获得国家科技进步二等奖 1 项，北京市科学技术奖一等奖 1 项，中华医学科技奖三等奖 1 项；获国际牙科领域重要的 William J Gies 奖（年度最佳研究论文奖）及最佳封面论文两项大奖；获授权发明专利 10 项，实用新型专利 15 项；主编、主译、参编专著 40 余部；在国内专业杂志发表专业论文千余篇，其中 SCI 收录两百余篇。
北京口腔医学研究所设有基因治疗分子生物学、口腔微生物、口腔生物材料、组织细胞培养等多个实验室，与美国国立卫生研究院（NIH）、法国、英国、日本、芬兰等国家的大学和科研机构进行了多项合作课题的研究。2010 年，研究所“全牙再生与口腔组织功能重建实验室”成为北京市重点实验室。
北京口腔医学会、北京市牙病防治所挂靠单位，为推动北京市口腔医学和牙病防治工作的发展做出了应有的贡献。自 2005 年成立北京市口腔医疗质量控制和改进中心开始，连任主任委员单位。</td></tr>
<tr><td>科室简介</td><td>首都医科大学附属北京口腔医院口腔颌面头颈肿瘤科是该院主要临床科室之一，是国家级重点临床专科，主要承担临床、科研、教学等任务。目前科室拥有开放床位 32 张，配备一个口腔颌面外科 ICU。
人员配置：目前共有医师 12 名，其中高级职称（主任医师 2 名，副主任医师 3 名，主治医师 3 名，住院医师 4 名），人才梯队合理；在学位方面：博士后 2 人，博士生 7 人，硕士生 1 人，本科生 1 人。临床医师同时具有教学职称，并拥有硕士研究生导师 3 人。
专业范围：口腔颌面外科自 20 世纪起就是医院甚至国内的优势学科，具有丰厚的底蕴。近十年来，伴随新技术新方法的普及和发展，又获得了长足发展，诊疗技术处于国内领先水平。主要专业方向为口腔颌面头颈肿瘤，包括口腔颌面部囊肿（包括软组织囊肿及颌骨囊肿）的手术治疗，脉管畸形（包括血管畸形及淋巴管畸形）的手术及硬化治疗，涎腺疾病的治疗（涎腺良恶性肿瘤），恶性肿瘤的综合序列治疗（主要包括舌癌、颊癌、上下颌骨恶性肿瘤、口底癌、口咽癌、颈部恶性肿瘤、恶性黑色素瘤、颞下窝肿瘤、颅底肿瘤等）以及其他骨源性肿瘤、恶性淋巴瘤等的诊断和治疗。</td></tr>
</table>

中国人民解放军总医院

医院全称	中国人民解放军总医院
医院详细地址	北京市海淀区复兴路 28 号
医院官方网站	http://www.301hospital.com.cn/index.html
医院简介	中国人民解放军总医院（301 医院）创建于 1953 年，是集医疗、保健、教学、科研于一体的大型现代化综合性医院。医院是中央重要保健基地，承担军委、总部等多个体系单位、官兵的医疗保健和各军区、军兵种转诊、后送的疑难病诊治任务。医院同时又是解放军医学院，以研究生教育为主，是全军唯一一所医院办学单位。 医院拥有数字血管造影机、PET-MR、PET-CT、回旋加速器、计算机断层治疗系统、高压氧舱、机器人手术系统、磁导航介入系统、术中 CT 及术中磁共振等先进诊疗设备 4 万多台套。设置 165 个临床、医技科室，233 个护理单元，拥有 8 个国家重点学科、1 个国家重点实验室、20 个省部级及全军重点实验室、33 个全军医学专科中心和研究所，形成了以综合诊疗为特色的 13 项专业优势。同时是全军重症监护示范基地和中华护理学会的培训基地。设有国际医学中心和健康医学中心，提供高端预防保健服务。医院年门急诊量 490 余万人，收容 19.8 万人，手术近 9 万例。 医院拥有 6 名中国科学院、中国工程院院士，一百多名技术三级以上专家，一千多名高职专业技术人员。其中，博士生导师 184 名，硕士生导师 293 名，180 余人担任全国、全军各医学专业委员会正、副主任委员，医院共为军队培养了 4000 多名硕士、博士等高层次临床医学人才，为军地医院培养临床进修生一万多名，专修班学员数万人。 医院先后获得省部级以上科技成果奖励 1300 余项，其中，国家科技进步一等奖 7 项，二等奖 20 项，国家发明奖 2 项，军队科技进步一等奖 21 项。目前，医院主办中国科技核心期刊 23 种，被 SCI 收录期刊 1 种，承担“973”、“863”等各类课题 800 多项，在国内、国际公开发表的论文总数和国内论文被引用次数连续 4 年居全国医院之首，有 21 人次在中华医学会各专业委员会中担任主任委员和副主任委员，有 71 人次在全军学术委员会中担任主任委员和副主任委员。医院与 100 多个国内外知名院所、企业以及医疗、科研机构建立了交流合作关系，聘请 200 多名专家担任客座教授。 医院秉承“允忠允诚、至精至爱”的价值追求，涌现出“模范医疗保健集体”——南楼临床部、“模范医学教授”——姜泗长、“模范医学专家”——卢世璧等模范群体和先进个人，3 个集体和 10 名个人分别荣立一等功，两人荣获“南丁格尔奖”。医院先后被评为“国际模范爱婴医院”、“全国百佳医院”、“全国百姓放心医院”、“全国百姓放心示范医院”、“全军为部队服务先进医院”，荣获全国卫生系统“文化建设创新奖”、国家卫生部授予“医院改革创新奖”。 医院全面贯彻落实科学发展观，坚持“好”字当头、“准”字为先的优质发展战略，推行规范医疗、安全医疗、集成医疗、温馨医疗，努力打造全面建设现代化、科学管理标准化、全程导控信息化、机制运行规范化、发展途径低碳化、服务模式人性化的一流现代化研究型医院。
科室简介	解放军总医院口腔科现有人员 85 人，其中高级专业技术人员 14 人，中级专业技术人员 35 人。口腔医学专业 1982 年经国务院学位委员会批准为硕士学位授权单位；1986 年批准为博士学位授权单位，是全国综合性医院唯一被批准招收博士研究生的单位。1996 年招收第 1 名博士后，2000 年被批准为口腔临床博士后流动站。现有博士生导师 2 名，硕士生导师 4 人。口腔科在洪民、周继林等老一辈专家带领下，经过几代人的共同努力，已发展成为集医疗、保健、科研和教学为一体的综合性学科。率先开展口腔癌手术中放射治疗，CT 导航下颌面骨折修复重建手术治疗。取得了良好的效果。

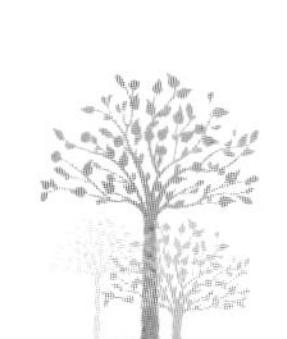

中国医科大学附属口腔医院

医院全称	中国医科大学附属口腔医院
医院详细地址	沈阳市和平区南京北街 117 号
医院官方网站	http://www.cmudental.com
医院简介	中国医科大学口腔医学教育始于 1948 年，1950 年成立中国医科大学口腔学院，1985 年重新建立中国医科大学口腔系，1998 年批准成立中国医科大学口腔医学院，为国家卫生和计划生育委员会、教育部和辽宁省共建单位。从新中国成立初期至今，60 多年来培养了大批口腔专业人才，毕业生遍布全国各地，造就了很多口腔医学界的著名专家。 目前，中国医科大学口腔医学院构建了由 4 个口腔基础医学教研室和 10 个口腔临床医学教研室组成的学科体系，形成了口腔医学专业五年制本科、硕士、博士及博士后的多层次的人才培养体系。为口腔医学一级学科博士学位授予权单位和博士后流动站单位。口腔医学为辽宁省重点学科，口腔医学专业为辽宁省特色专业及辽宁省普通高等学校本科综合改革试点专业。口腔医学院还是辽宁省普通本科高校实验教学示范中心、辽宁省大学生实践教育基地。口腔颌面外科学、口腔内科学、口腔修复学为辽宁省精品课程。建有立足于本科生临床实习的临床培训中心，设有开放的口腔医学实验中心。现共有教师 186 人，其中教授 32 名，副教授 56 名，博士生导师 15 人，硕士生导师 47 人。二十多年来培养博士 128 人，硕士 787 人，本科毕业生 1416 人。获批辽宁省口腔疾病研究重点实验室及辽宁省口腔疾病转化医学研究中心，为人才培养和科学研究搭建了重要平台。是中华口腔医学会副会长单位，钟鸣教授为中华口腔医学会病理专业委员会主任委员，卢利教授、潘亚萍教授分别为中华口腔医学会口腔颌面外科专业委员会和牙周病学专业委员会副主任委员。国家突出贡献中青年专家 1 人，享受国务院特殊津贴专家 13 人，辽宁特聘教授 1 人，辽宁省“百千万人才工程”百人层次专家 3 人、千人层次专家 3 人，辽宁省高校优秀青年骨干教师 4 人，全国规划教材编委累计已达 14 人次。获各级各类科研课题 336 项，累计资助金额 2726.4 万元；获科研奖项共 50 项，其中省科技进步一等奖 1 项，二等奖 9 项等；专利 9 项；发明创造一等奖 1 项。发表学术论文 1738 篇，包括 SCI137 篇。作为主办单位，创立了东北地区唯一的国家级口腔医学专业核心期刊——《中国实用口腔科杂志》。医院还十分重视学术交往与交流，与美国、日本、韩国等国建立了经常性的学术往来关系。 60 余年的文化传承，孕育了中国医大口腔医院人“团结协作、求精创新”的进取精神，中国医科大学口腔医学院步入了快速发展的轨道，确立了创建国内一流口腔医学院的发展目标。在教育部对全国高校口腔类别学科评估中，中国医科大学口腔医学院排名第八位；在全国科技影响力排名中，名列第九位。 中国医科大学附属口腔医院的前身是中国医科大学附属第一医院的口腔科，1986 年经卫生部批准正式成立。现建筑面积共 25 000 平方米，医院有 19 个临床科室、4 个医疗中心、9 个医技科室以及奉天门诊部。全院现有教职员工 632 人，其中专业技术人员 551 人。拥有两个国家临床重点专科——口腔颌面外科和牙周病科。是辽宁省省直基本医疗保险定点医院，也是沈阳市城镇职工基本医疗保险定点医院。是“微笑列车”“明天计划”“微笑行动”等多个唇腭裂公益项目的定点医院。门诊综合治疗椅 240 台，病床 100 张，年门诊量 40 万余人次，年住院患者 3000 余人次，年手术例数 7000 余台次。医院拥有先进的口腔诊疗设备，包括手术导航系统，7 套 CAD/CAM 系统等设备。 附属口腔医院是全国临床执业医师口腔颌面外科培训基地、国家医学考试中心口腔类医师资格考试实践技能考试与考官培训基地、国家药物临床试验基地、国家

续表

医院简介	级住院医师规范化培训基地。是辽宁省口腔医学会、辽宁省牙病防治指导组、沈阳医师协会口腔专科分会、辽宁省口腔医疗质量控制中心等组织的常务办公机构。 中国医科大学附属口腔医院全体医务人员秉承“以患者为中心，以健康为宗旨，以预防为重点，防治切实结合”的医疗服务理念。积极开展三新技术和优质服务，开设“口腔健康大讲堂”公益讲座，受到患者和社会的广泛赞誉，社会效益和经济效益不断提高，实现了跨越发展，在复旦大学医院管理研究所2015年发布的中国最佳医院专科（口腔）声誉排行榜上位列第八名。中国医科大学附属口腔医院全体医护人员将不断努力和拼搏，为口腔医学事业的发展做出贡献，为广大人民群众的口腔健康保驾护航。
科室简介	口腔颌面-头颈外科是一支热爱这一专业，由国内知名专家和中青年业务骨干组成，具有一定规模，集医疗、教学、科研于一体，在全国有一定影响，深受广大患者信赖，团结奋进的集体。目前有医生13名，其中6名教授、主任医师（其中博士生导师2名），4名副教授、副主任医师，其中博士研究生导师2人，硕士研究生导师7人。2名博士生导师先后在美国排名第一的得克萨斯州大学安德森癌症中心头颈肿瘤外科、整形外科研修，另外几名教授、副教授曾分别在上海交通大学第九人民医院、北京大学口腔医院研修学习。几年来，先后承担国家自然科学基金、卫生部科研基金、省自然科学基金等多项任务，在国内外杂志发表学术论文百余篇。其研究成果多项获得省政府科技进步二等奖和三等奖。口腔颌面-头颈肿瘤是辽宁省重点学科——口腔临床医学主要研究方向之一，也是中国医科大学口腔医学一级学科博士点主要研究方向之一。

上海市

上海交通大学医学院附属第九人民医院

医院全称	上海交通大学医学院附属第九人民医院
医院详细地址	上海市制造局路639号
医院官方网站	http://www.9hospital.com.cn
医院简介	上海交通大学医学院附属第九人民医院的前身“伯特利医院”创建于1920年。1952年更名为上海第九人民医院，1964年正式成为上海第二医科大学附属第九人民医院（以下简称“九院”），2005年上海第二医科大学与上海交通大学正式合并，九院改名为上海交通大学医学院附属第九人民医院。2014年11月，经上海市人民政府同意，上海交通大学医学院附属第九人民医院与上海交通大学医学院附属第三人民医院（前身宝钢医院，属三级综合性医院）资源整合，南北院区统一布局、统一管理，上海第三人民医院第一冠名为“上海交通大学医学院附属第九人民医院（北院）”，第二冠名为“上海交通大学医学院附属第三人民医院”。2015年10月，上海市机构编制委员会批复上海市教委同意上海交通大学医学院附属第三人民医院整建制并入上海交通大学医学院附属第九人民医院。九院是经上海市卫生局核准登记的政府主办的非营利性三级甲等综合性医院。医院总部地处上海市中心城区黄浦区（制造局路639号），北院/三院地处上海北翼宝淞地区（漠河路280号）。同时，在浦东新区由由地区设有九院浦东分院（严镇路166号）和高科口腔医疗美容门诊部（严桥路350号），徐汇区设有虹梅口腔医疗美容门诊部（虹梅路3310号）、静安区设有大沽口腔医疗美容门诊部（大沽路388号）。医院承担本市区域基本医疗服务，主要从事急危重症和疑难疾病的救治，也是上海市120的定点医院，上海市口腔干部保健医疗定点医院。九院总占地面积109亩（1亩≈66.7平方米）（南部61亩、北部48亩），总建筑面积21.2万平方米（南部14.7万平方米、北部6.5万平方米）。总核定床位数1800张（南部1000张、北部800张），实际开放床位1819张（南部1019张、北部800张）。口腔综合治疗椅308台，临床科室38个，医技科室10个。全院

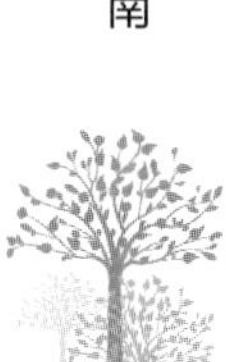

续表

医院简介	职工 4301 人。九院现拥有 4 位中国工程院院士：著名整复外科专家张涤生教授、口腔颌面外科专家邱蔚六教授、骨科专家戴尅戎教授、口腔颌面头颈肿瘤专家张志愿教授，医院现已成为一所学科特色鲜明、具备一定临床科技创新核心竞争力、国内知名的三级甲等综合性医院。
科室介绍	口腔颌面头颈肿瘤科建立于 1953 年，首任科主任张锡泽教授，历任学科带头人为张锡泽教授、邱蔚六院士、张志愿院士等，历任科主任为张锡泽教授、邱蔚六院士、林国础教授、张志愿教授、沈国芳教授等。 科室现有医师 39 名，研究生学历占 92%。科室现有主任医师 11 人，副主任医师 6 人，教授 5 人，副教授 4 人，博士生导师 11 人，硕士生导师 6 人。各级人才计划（国家级、上海市领军人才、上海千人计划）：毛力（中共中央组织部“千人计划”、教育部“长江学者”讲座教授）；张志愿（全国优秀科技工作者）；张陈平（上海市领军人才、上海市优秀学科带头人、黄浦区自主创新领军人才）；魏文毅（上海千人计划、上海市东方学者讲座教授）；何悦（上海市科委启明星计划、上海市教委曙光计划）；钟来平（上海市科委启明星计划）；陈万涛（“新世纪百千万人才工程”国家级人选、上海市领军人才、享受政府特殊津贴）；张萍（东方学者特聘教授、上海市科委启明星计划）；徐骎（上海市浦江人才计划）等。科室现有床位 205 张，口腔综合治疗椅位 7 台。学科具备外科、放疗、化疗、激光、赝复、脉管畸形介入栓塞和生物分子靶向及肿瘤基础研究的多位一体的综合治疗研究中心，在中晚期口腔癌综合序列治疗、脉管畸形治疗和颌骨功能性外科方面已形成临床特色，率先在国内开展全舌、全喉切除同期皮瓣修复、颅颌面联合根治、保存性颌骨功能外科和上、下颌骨功能性重建及术后评价治疗和巨大动静脉畸形双栓塞治疗，在中晚期口腔癌的综合序列治疗、复杂缺损的修复重建、下颌骨的功能性重建、上颌骨的精确重建、颅颌联合根治及同期修复、全舌全喉联合根治与同期整复、颈动脉重建、动静脉畸形的双栓塞治疗、唇癌的微波热化疗、脉管畸形的激光治疗等方面达到国际先进和国内引领水平。科室年门诊量 65 000 余例，年住院量 8780 例，年住院手术量 7350 例，年门诊手术量 1500 例。科室近 3 年来获得市局级以上课题 16 项，其中国家自然科学基金 20 项，发表 SCI 论文 95 篇，EI 论文 2 篇。历年来获得省部级以上科技成果奖励 31 项，其中国家级科技进步二等奖 2 项、三等奖 1 项，上海市科技进步一等奖 1 项、二等奖 1 项。科室获国家级精品课程 1 项，上海市精品课程建设 1 项。2008 年获全国五一劳动集体奖章、全国工人先锋号，2010 年获国家级优秀教学团队。2010 年被国际口腔颌面外科医师协会（IAOMS）授予“国际口腔颌面外科专科医师培训基地”，2012 年被国际内固定研究学会（AO/ASIF）认定为“亚太地区颅颌面培训中心”学科，2014 年被英国爱丁堡皇家牙医外科学院授予“英国爱丁堡皇家牙医外科学院口腔颌面-头颈肿瘤培训中心”。

湖北省

武汉大学口腔医院（湖北省口腔医院）

医院全称	武汉大学口腔医院（湖北省口腔医院）
医院详细地址	湖北省武汉市洪山区珞喻路 237 号
医院官方网站	http://www.whuss.com
医院简介	武汉大学口腔医院的前身是湖北医科大学口腔医院，始建于 1960 年，是新中国依靠自己的力量建立的第一所口腔系。1962 年湖北医学院附属口腔医院成立并在武昌开诊；1993 年湖北医学院口腔系更名为湖北医科大学口腔医学院；2000 年 8 月 2

续表

医院简介	日经国务院批准，原武汉大学、武汉水利电力大学、武汉测绘科技大学与湖北医科大学组成新的武汉大学，医院更名为武汉大学口腔医院。经过几十年的努力和建设，现已发展成为一所集教学、科研、医疗于一体的高等口腔医学院校，是我国重要的口腔医学院和主要的口腔医学教育基地之一。 口腔医学院拥有口腔医学一级学科博士学位授予权，口腔基础医学为国家重点学科。云集一批国内外著名的教授，其中国家教学名师 2 位、教育部新世纪优秀人才 5 名、博导 24 名、硕导 61 名，把握国际领先技术，具有先进的诊疗设备和先进的教学科研设施。口腔内科教学团队为国家级优秀教学团队，牙体牙髓病学、口腔生物学为国家级精品课程，口腔医学为教育部全国高等学校第Ⅱ类特色专业，2 项教学成果获国家级教学成果二等奖。 现每年可招收五年制本科生、七年制本硕生、八年制本硕博生、硕士研究生、博士研究生、留学生、进修生等不同层次的学生。每年来自世界各地的著名学者不定期举办学术讲座和交流，培养出的一批又一批学生已经遍布海内外。 口腔医院是口腔医学博士后流动站设站单位，设有口腔生物医学教育部重点实验室、口腔基础医学省部共建国家重点实验室培育基地。主持和完成多项国家科技攻关项目和科技支撑项目、国家自然科学基金重点项目、国际合作重大项目、面上项目及教育部、卫生部和湖北省等下达的科研课题。近五年获批国家自然科学基金 107 项，3 项研究成果获得国家科技进步二等奖。近年来，SCI 论文发表数量多次排名全国医疗机构前 20 名，2 篇论文获全国百篇优秀博士论文奖。学院还与十余所兄弟院校合办、编辑出版了《口腔医学研究》杂志。学院教师主编或参编全部卫生和计划生育委员会本科生和研究生规划教材。 口腔医院是中部地区最大的三级甲等专科医院，也是口腔医学专业教学、科研和临床实习的基地。拥有 23 个临床及医技科室，其中牙体牙髓科、口腔颌面外科、口腔修复科、牙周科、口腔正畸科、口腔种植科、儿童口腔科为国家临床重点专科。医院拥有卫生部有突出贡献中青年专家 3 位，全国知名口腔专家 17 人、中级以上医技人员 300 余人。设置口腔综合治疗椅 450 台、病床 115 张，为武汉市、中部地区乃至全国的患者提供全面而精良的口腔医疗与保健服务。 自 20 世纪 90 年代以来陆续在武汉、宜昌、东莞设立 14 家分门诊，开拓了公立口腔医疗服务连锁化的先河，以一流的专业技术、完美的服务质量和严格的管理制度实现了良好的社会效益和经济效益。作为国际最大的牙科研究组织——国际牙科研究协会（International Association for Dental Research，IADR）的中国分会的诞生地，口腔医学院与国际口腔医学界有着广泛的合作，与美国阿拉巴马大学牙学院、美国佐治亚医科大学牙学院、美国农工大学贝勒牙学院、澳大利亚科技大学、荷兰奈梅京大学牙学院、丹麦哥本哈根大学牙学院、日本大学松户牙学院、日本新潟大学牙学院、泰国国立法政大学牙学院、中国香港大学牙学院和中国台湾中山医学大学口腔医学院等学校签订有科研合作协议，同时接受国外研究生，留学生、进修生到院进修学习。定期参加国际间牙科领域的会议或论坛，在把握国际牙科研究最新进展的同时，介绍中国口腔医学的发展。
科室介绍	口腔颌面-头颈肿瘤外科是武汉大学口腔医院“国家临床重点专科”——口腔颌面外科的重点特色专科。科室目前开放病床 45 张，建筑面积 1500 平方米。拥有一流的临床、科研、教学人才队伍。 科室现有医护人员 27 名，全部医师均获得博士学位，其中主任医师 6 名、副主任医师 2 名、主治医师 5 名。科室拥有博士生导师 3 名、硕士生导师 3 名，每年培养博士研究生、硕士研究生 10 余名。2 人享受“国务院政府特殊津贴”。赵怡芳教授为中华口腔医学会口腔颌面外科专业委员会前任主任委员。科室其他医师分别在中华口腔医学会口腔颌面外科专业委员会、中国抗癌协会头颈肿瘤专业委员会、湖北省抗癌协会头颈肿瘤专业委员会、湖北省口腔颌面外科专业委员会、全国口腔颌面部脉管疾病学组及全国口腔颌面头颈肿瘤外科学组担任主任委员、副主任委员、委员、组长及副组长等职务。

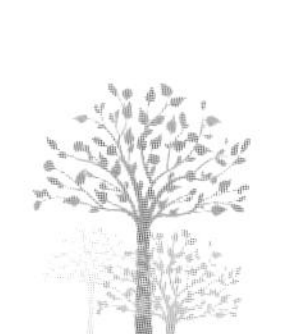

续表

科室介绍	科室每年均有医师获得国家自然科学基金，目前在研项目 8 项，每年发表 SCI 源期刊论文 10 余篇，积极参加国内外各种学术会议。 诊治的主要疾病包括：口腔颌面部良、恶性肿瘤（含唾液腺肿瘤）；口腔颌面部血管瘤、血管及淋巴管畸形；口腔颌面部软组织及颌骨囊肿；口腔颌面部肿瘤根治术后组织缺损。 专科特色技术包括：各种口腔癌的根治手术，以及个体化游离皮瓣修复颌面部的组织缺损；颌骨囊性病变的保存功能性开窗减压治疗；血管及淋巴管畸形的综合治疗；应用游离骨肌皮瓣及同期牙种植体进行上下颌骨缺损的功能性重建；放射性粒子植入治疗口腔颌面部肿瘤等。

湖南省

中南大学湘雅口腔医院

医院全称	中南大学湘雅口腔医院
医院详细地址	湖南省长沙市开福区湘雅路 72 号
医院官方网站	http://xykqyy.csu.edu.cn
医院简介	1986 年成立湖南医科大学口腔医学系，2002 年更名为中南大学口腔医学院，2011 年成立中南大学口腔医学研究所，2012 年中南大学批准成立湘雅口腔医院，2013 年医院正式挂牌开诊，是湖南省唯一的省级口腔专科医院。 师资队伍逐步壮大，目前拥有博士生导师 2 名、硕士生导师 13 名，以及一批享受国务院政府特殊津贴专家、国家口腔执业医师考试命题专家、湖南省高层次卫生人才“225”工程专家、湖南省教育厅青年骨干教师、中南大学“湘雅名医”等；数名专家兼任国家级学会所属专委会副会长、常委及委员。60%以上具有博士学位，25%以上有海外留学经历。 1987 年招收五年制本科学生，2001 年招收七年制本硕连读学生，1983 年招收硕士研究生，2002 年招收博士研究生，2004 年招收留学生，目前在校学生 500 余名。 拥有口腔医学一级学科硕士授权点，2012 年获口腔整形美容学博士点，2015 年获口腔整形美容学博士后流动站。2004 年全国口腔医学一级学科评估名列第九位，在“复旦大学医院管理研究所”2015 年度发布的“华中区医院专科声誉和综合排行榜”中，排名第二。 下设 15 个教研室，1 个口腔医学实验中心，拥有 4 个校内教学基地、2 个校外教学基地。目前设有 13 个临床科室及相关辅助科室，另设有口腔种植中心、口腔美容中心、牙周治疗中心和血管瘤治疗中心 4 个治疗中心。 现为国家级口腔医师资格考试和考官培训基地，中华口腔医学会口腔专业临床护士实践培训基地，国家住院医师规范化培训基地，教育部大学生校外实践教学基地，卫生和计划生育委员会国家重点临床专科（口腔颌面外科）学科带头人单位。是湖南省口腔医学会、湖南省医师协会口腔医师分会、湖南省医学教育科技学会口腔医学教育专业委员会、湖南省健康管理学会口腔健康管理专业委员会挂靠单位。已与湖南省及周边省份多个地、县、市口腔医院或综合医院的口腔科建立了定点指导、合作、双向转诊关系。 秉承“员工幸福，患者满意”的办院宗旨、“首诊负责，自由转诊，无缝对接，患者满意”的服务理念、“感恩患者，感恩平台，感恩员工，感恩学生”的感恩教育理念，医院发展朝气蓬勃。 承担了多项国家自然科学基金、科技部科技惠民计划、教育部博士点基金和省部级科研课题的研究项目。与美国、英国、丹麦、加拿大、中国香港等十多个国家和地区的牙学院建立了校（院）际合作与交流关系。

续表

科室介绍	口腔颌面外科为中南大学湘雅口腔医院主要科室之一，目前为湖南省内规模较大、技术力量雄厚的集医疗、教学、科研于一体的综合性科室。科室设备先进，技术精湛，掌握国内外先进的诊疗方法，对各常见病、多发病、疑难病能够进行全面有效的诊断、治疗和康复。 湘雅口腔医院颌面外科拥有一支技术精湛、医德高尚、治学严谨的医师队伍，目前有教授2人、主治医师4人，医师1人。其中博士生导师1人，均具有博士学位，中青年技术骨干都先后在国内、外著名口腔颌面外科医疗机构进修学习。 口腔颌面外科专科门诊拥有口腔颌面外科微创治疗、牙种植等功能检查和治疗室，可开展心电监护下拔牙、微创与无痛拔牙、牙种植体植入、修复前外科、血管瘤与脉管畸形硬化注射、囊肿开窗与刮治治疗等检查和治疗项目。医院目前与湖南省地矿医院建立医疗建立协作关系，主要诊治口腔颌面部外伤急救、颌面部骨折、先天性颅颌面畸形、口腔颌面及头颈部囊肿、瘤样病变及良恶性肿瘤、各种涎腺疾患、面神经疾患及颞下颌关节疾患等。 口腔颌面外科的专业范围涉及牙槽外科、口腔颌面部炎症、口腔颌面部创伤、口腔颌面部种植、关节疾病、面部神经疾患、涎腺疾病、口腔颌面颈部肿瘤、牙颌面畸形、唇腭裂、组织缺损功能重建等。科室设置了血管瘤治疗中心、门诊手术室。门诊手术室可开展复杂埋伏牙拔除术、颌骨隆突修整术等修复前外科手术、口腔内各种颌骨囊肿刮除和开窗术、唾液腺囊肿切除术、涎石取出术、口腔颌面部良性肿瘤切除术、痣切除术、瘢痕切除术、肿瘤切取活检术、口腔及颌面部间隙感染切开引流术、口腔颌面部外伤清创缝合术、牙槽骨骨折和下颌骨简单线性骨折复位固定术、牙外伤复位固定术等。

广东省

中山大学光华口腔医学院

医院全称	中山大学光华口腔医学院
医院详细地址	广州市陵园西路56号
医院官方网站	http://www.zdkqyy.com
医院简介	中山大学光华口腔医学院/附属口腔医院是教育部直属重点高等院校的口腔医学教学医院、卫生和计划生育委员会部属专科医院及口腔临床专科医师培训基地、广东省-卫生和计划生育委员会共建共管医院。遵循口腔医学院、口腔医院、口腔医学研究所三位一体的办院模式，发展成为集教学、医疗和科研为一体的现代化口腔医院。拥有教育部口腔医学一级学科博士学位授权点、口腔医学博士专业学位授权点、博士后科研流动站、广东省重点学科（一级学科）、广东省高等学校名牌专业、广东省高等学校本科特色专业建设点、广东省口腔医学实验教学示范中心、广东省口腔医学重点实验室和广东省牙病预防控制“十二五”医学重点实验室。牙体牙髓病科、口腔颌面外科、口腔修复科、口腔正畸科4个国家临床重点专科，临床技术实力、学科建设水平、科研创新能力已经步入国家一流水平，承担本地区乃至全国口腔医学教育、医疗、科研等重要任务。 中山大学附属口腔医院现有门诊口腔综合治疗椅326台，住院病床58张，年工作量70万人次，开设24个临床医技科室和18个行政后勤科室，拥有一支高学历、富有临床经验的人才队伍，共有教职工650余人，80%以上医生具有硕士、博士学位，90%以上拥有主任医师、副主任医师和主治医师职称，现有高级职称86人，其中正高31人，博士生导师20人、硕士生导师57人。医院设施齐全、技术力量雄厚，口腔全科和专科治疗已达到国内外先进水平。医院不断改善就诊环境，以一流的治

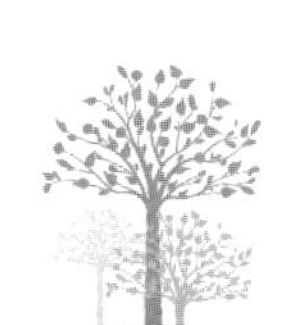

医院简介	疗技术、优质的医疗服务、现代化的医疗设施和优良的就医环境致力于华南地区口腔疾病的防治工作，连续获评为中国健康年度总评榜“全国最受欢迎口腔医院”。
科室介绍	口腔颌面外科学是该院的重点学科，近年来，在“团结、积极、务实”的思想指导下，不断锐意进取，在学科建设方面取得了显著的成绩，并逐步形成具有岭南特色的口腔颌面外科学发展模式。科室的医疗、教学、科研各方面均处于国内先进水平，是亚洲口腔颌面外科医师培训基地、中华口腔医学会口腔颌面外科专科医师培训基地、卫生和计划生育委员会口腔临床专科医师培训基地。 口腔颌面外科拥有一批训练有素的优秀人才，技术骨干均有出国进修学习的经验，技术力量雄厚，95%的医生具有硕士学位，50%以上的医生具有博士学位。有高级职称人员 10 余名，其中博士生导师 3 名，硕士生导师 12 名，每年培养硕士 10 余名，博士 5~6 名，博士后 2~3 名。 在科研方面，近 5 年来，获得国家自然科学基金 7 项，广东省自然科学基金 10 项，广东省及广州市其他科研基金 20 余项；发表论文 200 余篇（其中 SCI 收录 6 篇），主编专著 2 部，参编专著 4 部；获得省部级科技成果 4 项，获国家专利 10 项。 现有床位 80 张，下设头颈肿瘤防治中心、唇腭裂治疗中心、颞下颌关节疾病诊治中心、正颌外科治疗中心，涎腺疾病诊治中心，年均手术逾千次。在唇腭裂序列治疗、颞下颌关节疾病序列治疗、牙颌面畸形的正颌外科治疗、头颈部肿瘤防治及放射性骨髓炎治疗上处于国内先进水平。唇腭裂序列治疗中心开展了包括唇腭裂外形、功能的整复手术，语音、心理等一系列治疗，取得良好效果。颞下颌关节疾病诊治中心是国内最早开展颞下颌关节镜的医学院校之一，开展了颞下颌关节病的序列治疗，采用保守治疗、关节镜外科和开放手术等循序渐进的方法，取得了较好的临床效果。头颈肿瘤专科开展良恶性肿瘤的综合治疗及颅颌面根治术，在对恶性肿瘤治疗失败的外科处理及大型缺损修复方面达到较高水平。在不断完善传统术式的同时，近年来不断探索新的手术方法，如借助内镜进行颈淋巴清扫术，开展腹直肌腹膜瓣移植修复肿瘤切除后的缺损等提高了头颈部肿瘤患者的生存率和生存质量，相关论文发表于 SCI 收录期刊，受到国内外学者的关注和好评。目前颌面外科对于头颈部肿瘤的综合序列治疗的水平处于华南地区领先地位。正颌外科利用口腔专科医院优势，与口腔正畸科密切合作，开展各种正颌手术，对先天性牙颌面畸形、陈旧性错位愈合骨折、唇腭裂术后颌骨发育畸形进行外科矫治，年手术病例近百例。针对华南地区放射性骨髓炎高发的特点，在放射性骨髓炎诊治方面进行了大量工作，开展了保守治疗、颌骨整块切除及缺损修复手术等各种综合治疗手段，近年来还不断探索颌骨切除后的功能性修复，最大限度地恢复患者的咀嚼功能，取得了良好效果。科室还引进了美国涎腺内镜系统，成为国内掌握该项技术的首批医院，利用该技术可以最小的创伤诊治涎腺相关疾病。 口腔颌面外科不仅人才济济，技术一流，同时拥有一批先进的仪器设备，配备了德国 eiss 手术显微镜、美国 Skryker 微型电锯、美国颞下颌关节内镜系统、美国涎腺内镜系统、德国 medicon 微动力系统、日本鼻咽纤维镜、语音频谱分析仪、多功能激光治疗仪等先进设备。开设了牙槽外科、头颈肿瘤、口腔颌面部整形、颌面创伤、涎腺疾病及颞下颌关节疾病等专科。

四川省

四川大学华西口腔医院

医院全称	四川大学华西口腔医院
医院详细地址	四川省成都市人民南路三段 14 号
医院官方网站	http://www.hxkq.org

续表

医院简介	四川大学华西口腔医（学）院始建于1907年的成都仁济牙科诊所；1912年扩建为牙症医院；1917年建立华西协合大学牙学院，是中国第一所高等口腔医学院校；1928年仁济牙症医院迁至华西坝，更名为华西协合大学口腔病院；1951年更名为华西大学口腔病院；1953年更名为四川医学院口腔医学系、附属口腔医院；1985年更名为华西医科大学口腔医学院、附属口腔医院；2000年华西医科大学和四川大学强强合并后，2001年更名为四川大学华西口腔医（学）院。100多年来，华西口腔医学院始终秉承“选英才、高标准、严要求、强能力”的人才培养理念，坚持医教研三位一体的现代管理模式，已发展成为国际知名的口腔医（学）院。 华西口腔医院是中国第一个口腔专科医院，是国家首批三级甲等口腔专科医院，是国家部署在中国西部的口腔疾病诊疗中心、国家药物临床试验机构、国家医师资格考试实践技能考试与考官培训基地（口腔类别）、国家住院医师规范化培训基地、四川省口腔医疗质量控制中心，拥有8个国家临床重点专科，实现了主要临床科室国家临床重点专科全覆盖。医院现有牙科综合治疗椅325台，病床204张，年门急诊80万人次，住院5000余人次，手术4000余台次。医院秉承“热忱•关爱”的服务理念，坚持“一切以患者为中心”的服务宗旨，坚持医院的公益性，积极开展临床治疗新技术，同时通过改善就医环境、优化就医流程、提升医疗质量等举措，努力改进人民群众看病就医体验，得到患者和社会的广泛赞誉，成为对外开放的重要窗口和城市名片。先后荣获全国卫生系统先进集体、“抗震救灾，重建家园工人先锋队”等称号，连续多年被评为全国最受欢迎口腔医院。 华西口腔医学院坚持“全面素质为基础、专业技能为中心、创新能力培养为核心”的办学方针，以人才培养、科学研究、社会服务、文化传承与创新为己任，以高水平口腔医学人才为培养目标。学院招收四年制、五年制、七年制、八年制、硕士研究生、博士研究生及留学生，构建完善了以口腔基础医学系、口腔内科学系、口腔颌面外科学系、口腔修复学系、口腔正畸学系、交叉学科系6个学科系，34个专业教研室组成的口腔医学学科群，以及涵盖口腔临床医学与口腔基础医学的国家级精品课程群。拥有口腔医学一级学科国家重点学科、口腔临床医学和口腔基础医学二级学科国家重点学科，国家“九五”“十五”“十一五”“211”工程和“985”工程重点建设学科。拥有国家级教学团队、国家级实验教学示范中心和国家级虚拟仿真实验教学中心。全面启动创新人才培养新模式，为学生创新能力培养和人文素质教育搭建国际化平台，着力培养具有深厚人文底蕴、扎实专业知识、强烈创新意识、宽广国际视野的高水平口腔医学人才。现有国家“千人计划”特聘教授5人，国家教学名师2人，教育部长江学者特聘教授2人，国家杰出青年基金获得者2人，国务院学科评议组专家2人，国家有突出贡献的中青年专家5人，人事部新世纪百千万人才工程国家级人选2人，教育部新世纪优秀人才16人，国家级及省级学术团体担任主委、副主委11人。已有5篇博士研究生毕业论文获全国百篇优秀博士论文。在教育部全国高校一级学科评估中，连续三次（15年）荣列口腔医学第一名，并多次荣获全国教育系统先进集体、教育部科技创新团队等称号。 华西口腔医学研究始于1936年成立的华西协合大学医牙研究室，1949年扩建为口腔病研究室，1958年成立口腔医学研究所，1983年成立口腔医学中心实验室，1989年建立卫生部口腔重点实验室，2002年建立教育部和四川省重点实验室。2007年科技部批准建设口腔疾病研究国家重点实验室，以严重危害人类健康和生存质量的口腔疾病发病机制和临床防治新技术为主线，凝练研究方向，汇聚研究团队，组织多学科联合攻关，开展广泛国内外合作与交流，已成为连接中国与世界一流口腔医学研究中心的桥梁；2012年国家发改委批准建设口腔再生医学国家地方联合工程实验室，2013年教育部批准建设口腔转化医学工程研究中心，形成了从基础探索到转化应用的高水平研究平台。2009年创办 *International Journal of Oral Science* 英文杂志，2010年被 Science Citation Index Expanded（SCIE）数据库和 PubMed（MEDLINE）收录，成为国内第一本SCI收录口腔医学英文杂志，入选“中国科技期刊国际影响力提升计划”（A类）；2013年创办 *Bone Research* 英文杂志，2014年被SCI数据库收录；同时两本杂志均为 *Nature* 系列合作期刊。医院发表SCI收录论

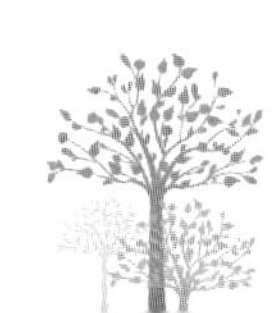

续表

医院简介	文数、SCI 论文被引用数、“表现不俗”论文数等各类论文统计数据连续 4 年进入全国医疗机构排名前 30，在全国口腔医学领域排名第一；2014 年，位列中国医院科技影响力排行榜口腔医学类第一。
科室介绍	四川大学华西口腔医院头颈肿瘤外科由始建于 1917 年的口腔颌面外科发展而来，现为国家重点学科，主要开展头颈部肿瘤、口腔颌面部器官缺损修复重建、唾液腺疾病和颜面创伤的临床防治和基础研究。在国内率先开展了头颈部恶性肿瘤（包括癌颌肉瘤）个体化综合序列治疗、近距离高剂量放射治疗、基因生物治疗、微波治疗、局部选择性药物注射治疗、软组织缺损优化修复、骨移植修复，以及保存功能性腮腺手术治疗和颌骨骨折坚固内固定治疗等技术。

陕西省

第四军医大学口腔医院

医院全称	第四军医大学口腔医院
医院详细地址	西安市长乐西路 145 号
医院官方网站	http://kqwww.fmmu.edu.cn
医院简介	第四军医大学第三附属医院（口腔医院），暨第四军医大学口腔医学院、中国人民解放军口腔医学研究所，坐落于古城西安，创建于 1935 年，前身系中国人自己最早创办的国立南京中央大学牙医专科学校，现已发展成为中国人民解放军唯一集教医研于一体的口腔医学高等学府。 医院设有 9 个教研室，24 个专业科室，是我国首批口腔医学博士、硕士学位授权单位和博士后流动站，口腔临床医学为国家重点学科、口腔基础医学为国家级重点学科（培育）学科，国家“长江学者奖励计划”特聘教授岗位学科、国家“211 工程”重点建设项目，博士后流动站，是世界军事齿科学会主席、国际颌面修复学会主席、中华口腔医学会副会长、全军口腔医学专业委员会主任委员所在单位，教育部“长江学者”特聘教授设岗单位，中央和军委首长口腔保健定点单位，全军口腔医学干部保健专科基地。 医院现有教授、副教授 111 名，博士生导师 27 名，硕士生导师 37 名。拥有一大批国内外著名的口腔医学专家，有长江学者 3 人；国家自然科学杰出青年基金获得者、军队高层次科技创新型人才工程培养对象、总后科技“银星”“新星”等 7 人；5 人获得军队育才奖“金奖”，21 人获得“银奖”，8 人在国际学术组织中任职，20 位专家教授在全国二级以上专业学会担任副主任委员以上职务，18 人担任 20 多种专业期刊的主编或副主编，45 人享受国务院特殊津贴。 医院占地 75 亩，拥有医教研工作用房 5.28 万平方米。开设牙科综合治疗椅 270 台，住院床位 144 张，拥有国内最先进的医疗、教学和科研设备。固定资产 3 亿多元，年门诊量 50 余万人次，年收治住院患者 6200 余人次。1995 年被评为三级甲等医院，1998 年被批准为国家卫生部临床药理基地。 70 多年来，医院为我国培养了数千名口腔医学人才。其科研成果在我国口腔医学发展史上填补了数十项空白，在颌面战创伤救治、颌面肿瘤、颌面缺损仿真修复、全口种植牙即刻修复、全瓷修复及 CAD/CAM 技术、牙齿美容、微创舒适拔牙、牙髓尖周病治疗、牙周美容、颜面整形美容、颅颌面畸形整复、牙颌畸形矫治、颞颌关节紊乱治疗、儿童牙病治疗等方面形成了鲜明的特色和优势，居国内领先地位。成功研制出具有自主知识产权的组织工程皮肤，研制的“高原护唇膏”列装高原部队。为军服务的经验受到中央军委充分肯定，并被转发全军。成功实施了世界首例

续表

医院简介	“坑面女”“缺面男”“造脸”、颌面部巨大神经纤维瘤切除及颜面整形手术，在国内外产生了巨大影响。 近五年，共获国家、军队重大课题 18 项，其中“973”首席科学家项目 1 项，“863”课题 2 项，国家自然科学基金 157 项，累计科研经费超过 1 亿元。2000 年以来，获得了中国口腔医学界唯一的一项国家科技进步一等奖，以及国家科技进步二等奖 3 项、军队及省部级科技成果一等奖 12 项，发表国外 SCI 论文 532 篇。口腔修复学和口腔解剖生理学入选国家精品课程，口腔修复学教学团队被评为国家级教学团队，口腔临床医学教学中心被批准为我军首个国家级教学示范中心。 医院先后被表彰为总后先进党委、贯彻落实科学发展观先进单位、安全稳定先进单位、“五五”普法先进单位，连续十多年被评为陕西省行风建设先进单位，连续 16 年保持省级文明单位荣誉。

全国知名口腔颌面部肿瘤医院及专科介绍的更多信息请扫描封底二维码获取。

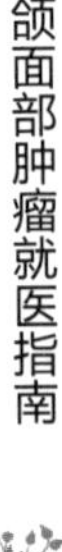